ANATOMIE UND TECHNIK DER LEITUNGSANÄSTHESIE IM BEREICHE DER MUNDHÖHLE

EIN LEHRBUCH FÜR DEN PRAKTISCHEN ZAHNARZT

VON

Dr. HARRY SICHER

PRIVATDOZENT FÜR ZAHNHEILKUNDE
FRÜHER ASSISTENT DER I. ANATOMISCHEN
LEHRKANZEL DER WIENER UNIVERSITÄT

ZWEITE VERBESSERTE AUFLAGE

MIT 31 TEXTABBILDUNGEN
NACH ORIGINALEN DES MALERS KARL HAJEK

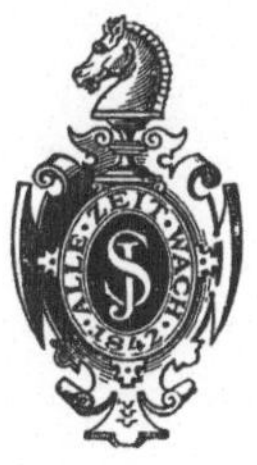

BERLIN

VERLAG VON JULIUS SPRINGER

1925

ISBN-13:978-3-642-90406-6   e-ISBN-13:978-3-642-92263-3
DOI: 10.1007/978-3-642-92263-3

Vorwort zur ersten Auflage.

Das vorliegende kurzgefaßte Lehrbuch der Lokalanästhesie für Zahnärzte ist die Zusammenfassung und Erweiterung einer Reihe eigener Arbeiten, die sich hauptsächlich mit den anatomischen Grundlagen dieser Technik beschäftigten. Da sich im Laufe der Untersuchungen manche neue und für die Praxis wichtige Feststellung machen ließ, hoffe ich, daß das Buch nicht nur als eine rein ziffernmäßige Vermehrung der einschlägigen Literatur aufgefaßt werden wird.

Herrn Professor TANDLER, Vorstand der I. anatomischen Lehrkanzel der Wiener Universität, meinem Lehrer und früheren Chef, der mir das Material für die notwendigen Präparate zur Verfügung gestellt, Herrn Maler KARL HAJEK, der dieselben in gewohnt vortrefflicher Weise gezeichnet hat und dem Verlag, der trotz der so schwierigen Verhältnisse meinen Vorschlägen restlos entgegengekommen ist, sei auch hier mein herzlichster Dank ausgesprochen.

W i e n , im November 1919.

Dr. Sicher.

Vorwort zur zweiten Auflage.

Die weiteren günstigen Erfahrungen in der Praxis und im Unterricht und die einmütig günstige Aufnahme des Buches durch die Fachkollegen sind die Gründe dafür, daß die Darstellung nur geringfügige Änderungen erfuhr. Neu aufgenommen wurden die intranasale Leitungsanästhesie des N. nasopalatinus und die Injektion an den Stamm des II. Trigeminusastes durch den Canalis pterygopalatinus nach OTTO HOFER, und eine kurze Besprechung der üblen Zufälle bei der Injektion.

W i e n , im Juli 1924.

Dr. Sicher.

Inhaltsverzeichnis.

Einleitung.

Je weitere Verbreitung die exakte, auf anatomischen Grundlagen aufgebaute Technik der lokalen Anästhesie im Spezialgebiete der Zahnheilkunde gewinnt, je mehr die Ansicht durchdringt, der Patient habe das Recht zu fordern, daß jeder Eingriff schmerzlos geschehe, desto mehr tritt die Notwendigkeit hervor, diese Technik so auszugestalten, daß sie nicht nur in der Hand dessen eine sichere Anwendung erlaubt, der durch jahrelange Übung die „gefühlsmäßige" Ausführung erlernt hat. Es soll vielmehr der Wahrscheinlichkeitskoeffizient des Gelingens vor allem dadurch immer weiter erhöht werden, daß die Methodik nicht allein auf die möglichst sichere Ausführbarkeit, sondern auch auf die möglichst leichte Erlernbarkeit hinzielt. Und dazu erscheint das Heranziehen der anatomischen Grundlagen in noch höherem Maße notwendig, als dies bisher geschah. Es ist dabei vor allem dem Umstand Rechnung zu tragen, daß wir es niemals mit dem Typus der Gattung Homo zu tun haben, sondern immer mit einem Individuum. Mittelzahlen, die in jedem Buche über Anästhesie eine so große Rolle spielen, sollen daher möglichst vermieden werden; sie können als Anhaltspunkte für die beiläufige Orientierung noch immer gute Dienste leisten, aber sie dürfen nicht das Fundament einer Methode bilden. Das Aufsuchen gerade jener anatomischen Merkmale, die die individuellen Variationen zu parieren erlauben, war ein Prinzip, von dem ich mich in der Darstellung der Anästhesierungsmethoden leiten ließ.

Für die Darstellung in Buchform — wenn das Buch als Lehrbuch für den Praktiker dienen soll —, ist noch eine Reihe anderer Gesichtspunkte maßgebend. Die Auswahl der Methoden muß so geschehen, daß tatsächlich die besten allein zur Darstellung gelangen. Eine Überladung eines Lehrbuches mit historischen oder literarischen oder kritischen Betrachtungen scheint mir verfehlt. Ein Hauptaugenmerk muß ferner der bildlichen Wiedergabe zugewendet werden. So banal dieses Postulat klingt, ist es doch nicht leicht erfüllbar und ein Blick in die verbreitetsten Lehrbücher der Lokalanästhesie in der Zahnheilkunde genügt, um sich zu überzeugen, daß diese Forderung bisher fast völlig unerfüllt blieb.

Diese Prinzipien der möglichst breiten anatomischen Fundierung, der gedrängten Auswahl der Methoden und ihrer möglichst exakten bildlichen Darstellung, womöglich nach eigenen, für den besonderen Zweck hergestellten Präparaten, haben mich bei der Verfassung des vorliegenden kurzen Werkes geleitet.

1. Medikamente.

Nach dem übereinstimmenden Urteil fast aller Fachleute besitzen wir in dem Novocain-Suprareningemisch ein fast ideales Anaestheticum. Seine geringe Giftigkeit, seine geringen allgemeinen Nebenwirkungen, die überdies bei den geringen in der Zahnheilkunde nötigen Dosen noch viel weniger ins Gewicht fallen, lassen es vorläufig als unser bestes Medikament erscheinen. Es ist daher im folgenden nur dieses eine Anaestheticum der Technik der Lokalanästhesie zugrunde gelegt.

Damit sollen natürlich keinesfalls andere Präparate von vorneherein verworfen werden. Nur die Anwendung des Cocains halte ich wegen seiner Giftigkeit und besonders wegen der so häufigen Idiosynkrasie gegen dieses Alkaloid für einen Kunstfehler.

Die Anwendung von Novocain-Suprarenin ist am besten entweder die Ampullenform oder die der Tabletten. Ist erstere gewiß die bequemste, so ist doch die letztere in jeder Hinsicht die allersicherste. Es bezieht sich dies erstens auf die Haltbarkeit des Suprareninzusatzes, die in der festen Tablette eine größere ist als in der Lösung der Ampulle, und zweitens auf die sicher zu erzielende Sterilität der Injektionsflüssigkeit, die eine Conditio sine qua non für die Anwendung des Anaestheticums ist. Auf diese letztere Forderung kann nicht eindringlich genug hingewiesen werden. Sterilität der Lösung und des Instrumentars sind um so präziser zu beobachten, als ja unser Operationsgebiet, die Mundhöhlenschleimhaut, nur keimarm gemacht werden kann.

Als die besten Fabrikate können für die Ampullen jene der Höchster Farbwerke und jene von Dr. HEISLER gelten. Beide werden seit einiger Zeit mit einem Zusatz von Kaliumsulfat versehen, der eine Vertiefung der Anästhesie bewirken soll.

Bezüglich des Gebrauches der Ampullen, die im allgemeinen eine $2^0/_0$ige oder $4^0/_0$ Novocainlösung enthalten, geht man am besten nach den Weisungen FISCHERS vor. Die Ampullen werden nach gründlicher Reinigung mit Lysol- oder Carbollösung in $70^0/_0$ Alkohol aufbewahrt. Aus diesem wird die Ampulle bei Bedarf mit einer sterilen Pinzette entnommen und nun wird, ohne daß eine Feile zum Anritzen verwendet würde, der Hals der Ampulle mit einem sterilen Tupfer gefaßt und abgebrochen. Dann kann mit der sterilen Nadel die Flüssigkeit in die sterile Spritze aufgesaugt werden.

Die Verwendung der Ampullen ist nur so lange möglich, als das darin enthaltene Suprarenin oder Adrenalin unzersetzt ist. Glücklicherweise haben wir einen ausgezeichneten Indikator für die Brauchbarkeit der Lösung in deren Farbe. Die Zersetzung des Suprarenins bedingt nämlich sofort eine Verfärbung der zunächst farblosen Flüssigkeit ins Gelbe, später Braune. Durch Aufbewahren an einem kühlen, dunklen Ort kann die Haltbarkeit der Ampullen sehr verlängert werden.

Die Anwendung der Novocain-Suprarenintabletten setzt die frische Bereitung der Lösung vor jedesmaligem Gebrauch voraus. Als Lösungsmittel dient entweder sterile physiologische Kochsalzlösung oder sterile Ringersche Flüssigkeit. Letztere enthält nach FISCHERS Modifikation:

Natr. chlorat.	0,5
Calc. chlorat.	0,04
Kalii chlorat.	0,02
Aqu. destill.	100,0

In einem kleinen, von den Höchster Farbwerken in Handel gebrachten, mit einer Einteilung versehenen Porzellantiegel wird nun eine bestimmte Menge der Flüssigkeit aufgekocht und in ihr eine oder mehrere der Tabletten gelöst. Das Mengenverhältnis zeigt die nachstehende Tabelle, ebenfalls nach FISCHER:

Wieviel Ringerlösung	wieviel Tabletten		ergeben die Konzentration
2 cm³	1 Tablette	E	1 $^0/_0$
3 cm³	2 ,,	G	1 $^0/_0$
2 cm³	1 ,,	G	0,75 $^0/_0$
3 cm³	1 ,,	E	0,7 $^0/_0$
3 cm³	1 ,,	G	0,5 $^0/_0$
4 cm³	1 ,,	E	0,5 $^0/_0$

Die Lösungen bis zur 1 $^0/_0$igen finden im allgemeinen ihre Anwendung bei Kindern, Greisen oder Kranken. Bei gesunden Erwachsenen erhöhen wir die Konzentration auf 2—4 $^0/_0$. Letztere ist vor allem bei der Pulpaanästhesie und bei längerdauernden Eingriffen fast unentbehrlich. 2 cm³ der 4 $^0/_0$igen Lösung werden ohne weiteres vertragen. Wir bereiten die Lösungen nach folgender Tabelle:

Ringerlösung	Tabletten		Konzentration
2 cm³	2 Tabletten	G	1,5 $^0/_0$
2 cm³	2 ,,	E	2 $^0/_0$
2 cm³	4 ,,	G	3 $^0/_0$
2 cm³	4 ,,	E	4 $^0/_0$

So wünschenswert der Suprareninzusatz auch ist, muß doch betont werden, daß er bei Verwendung von Novocain (im Gegensatz z. B. zu Tutocain) nicht unbedingt nötig ist. Es läßt sich, besonders mit der 4 $^0/_0$ Novocainlösung die Anästhesie für die bei unseren Eingriffen im allgemeinen nötige Dauer vollkommen erzielen. Da aber gerade das Nebennierenpräparat die unangenehmen Nebenerscheinungen am Gefäßapparat bedingt, so ist die Verwendung der reinen Novocainlösung bei Patienten mit Herz- oder Gefäßstörungen (Arteriosklerose), ebenso bei Kindern und Greisen indiziert.

2. Instrumente.

Die Wahl der Injektionsspritze und Injektionsnadeln hat, meiner Überzeugung nach, vor allem nach dem Prinzip der Einfachheit bei sicherer Brauchbarkeit zu geschehen. Seit Jahren verwende ich ausschließlich die unmodifizierten Rekordspritzen und habe nie das Bedürfnis nach einer anderen Spritze gefühlt. Die Rekordspritze erscheint durch ihre einfache Zerlegbarkeit und durch die Möglichkeit, sie eben so rasch wieder zusammenzusetzen, vor allem dazu geeignet, ihr Auskochen, das ja in zerlegtem Zustand geschehen muß, am einfachsten zu erlauben; gerade die Forderung aber, die Spritze vor jeder Injektion auszukochen, halte ich für unerläßlich. Dazu kommt noch, daß die Nadeln auf die Rekordspritze selbst nur aufgesteckt werden müssen, was einen wohltuenden Zeitgewinn gegenüber dem Aufschrauben bei anderen Spritzen bedeutet. Dabei ist aber dieser Mechanismus vollkommen genügend, um auch dem stärksten in Betracht kommenden Druck — bei der Injektion in die Gaumenschleimhaut — standzuhalten, wenn nur die Nadeln wirklich passen. Man wählt am besten Spritzen mit einer Fassung von 2 cm³.

Als Nadeln kommen drei Formen in Betracht. Für die periostale — sog. „Lokalanästhesie" — und einzelne Arten der Leitungsanästhesie verwende ich die mit Nr. 17 oder 18 bezeichnete Subcutan-Nadel. Für die tiefe Leitungsanästhesie ist eine 0,75—0,8 mm starke, etwa 5 cm lange Nadel am brauchbarsten[1]). Als dritte Nadel kommt noch für die Anästhesie am Foramen rotundum und ovale eine 1 mm starke, mindestens 8 cm lange Nadel in Betracht. Während die feine Nadel in der gebräuchlichen Form verwendbar ist, sollen die stärkeren für die Tiefeninjektion bestimmten Nadeln eine weniger stark abgeschrägte Spitze haben, als es sonst üblich ist. Daß natürlich eine Nadel aus Platiniridium jeder anderen vorzuziehen ist, versteht sich von selbst, doch leisten auch die käuflichen Stahlnadeln, wenn sie nur ordentlich vernickelt sind, gute Dienste.

Für die Auswahl der Nadeln waren folgende Gründe maßgebend. Zunächst braucht man eine feine Nadel, deren Einstich fast unfühlbar ist, für alle jene Fälle, wo es nur darauf ankommt, an einer bestimmten Stelle Schleimhaut und Periost oder äußere Haut zu durchstoßen und höchstens kleinere Verschiebungen am Knochen durchzuführen. Für die Injektionen in größerer Tiefe aber ist meiner Meinung nach das Abtasten des Knochens mit der Nadelspitze das wichtigste Mittel, um eine wirklich sichere Orientierung zu ermöglichen. Daher die verhältnismäßig grobe Nadel. Ihre Länge erklärt sich aus der Erwägung, daß das Abbrechen der Nadel einen der unangenehmsten Zufälle bei einer Injektion darstellt, der oft genug schon Anlaß für große chirurgische Eingriffe gewesen ist. Da nun die Nadel so gut wie immer an der Verbindungsstelle des Ansatzes mit der Kanüle bricht, ist es angezeigt, die Nadel so lang zu lassen, daß das Ende nach einem Abbrechen möglichst weit und gut faßbar vorsteht. Daß der Einstich mit einer so groben Nadel etwas schmerzhaft ist, kommt nicht in Betracht. Erstens ist der Schmerz recht gering, wenn die Nadel — worauf oft zu wenig geachtet wird — tadellos scharf ist. Und zweitens ist man bei besonders empfindlichen Patienten in der Lage, das Einstichgebiet zuerst mit

---

[1]) Im Handel als Serum-Nadel Nr. 4.

der feinen Nadel mit wenigen Tropfen der Lösung durch submuköse Injektion zu anästhesieren, evtl. auch durch Auflegen eines Wattebäuschchens, getränkt mit $10\,^0/_0$iger Cocainlösung. Bei der percutanen Injektion wird ja, nach BRAUN, regelmäßig zuerst eine intracutane Quaddel gesetzt, um den Einstich mit der gröberen Nadel schmerzlos zu gestalten. Nicht zuletzt hat das angegebene Instrumentar den Vorzug der großen Einfachheit für sich.

Bezüglich der Vorbereitung des Operationsfeldes ist ein kräftiger Jodanstrich der Einstichstelle jeder anderen vorzuziehen.

Nochmals möchte ich als wichtigsten Leitsatz der Injektionstechnik im allgemeinen die unbedingte Notwendigkeit betonen, steril zu arbeiten. Sterile Lösung, sterile Spritze, sterile Nadeln, endlich möglichst steriles Operationsfeld sind die unerläßlichen Vorbedingungen für ein gedeihliches Arbeiten.

3. Vermeidung übler Zufälle.

Erwähnt wurde bereits, daß wir den üblen Folgen des Abbrechens der Nadel am leichtesten dadurch vorbeugen, daß wir die Nadel entsprechend lang wählen. Hier sei nur noch hinzugefügt, daß nach allen neueren Erfahrungen eine voraussichtlich schwer auffindbare Nadel ruhig in der Tiefe belassen werden soll, wenn sich nicht — z. B. bei Bewegungen, wenn die Nadel in einem Muskel steckt — Beschwerden einstellen.

Von großer Wichtigkeit ist es, die intravenöse oder intraarterielle Injektion zu verhüten. Wenn auch letale Folgen bei Verwendung von Novocain kaum jemals eintreten werden, so kommt es doch zu schweren Kollapsen, abgesehen davon, daß die Injektion erfolglos bleibt, da das Anaestheticum sofort in den Kreislauf fortgeschwemmt wird[1]). Ist auch der Grundsatz, immer in Fühlung mit dem Knochen zu bleiben, ein wertvolles Hilfsmittel, so soll man doch niemals versäumen, sich vor der endgültigen Injektion durch eine leichte Aspirationsbewegung des Spritzenstempels davon zu überzeugen, ob die Nadel in einem Gefäß steckt oder nicht, d. h. also ob Blut in die Spritze eindringt oder nicht.

Was endlich die Synkope post injectionem anlangt, so ist das beste Prophylakticum dagegen das einfachste. Man läßt jeden Patienten sofort nach der Injektion flach auf den Rücken legen und ihn die Wartezeit liegend verbringen, macht wohl auch einmal bei besonders ängstlichen Patienten die Injektion am Liegenden.

---

[1]) Auf intravenöser Injektion dürfte auch ein Fall von temporärer Herabsetzung des Sehvermögens nach Mandibularanästhesie beruhen, der mir mitgeteilt wurde. Selbstverständlich schwanden die Erscheinungen nach kurzer Zeit völlig.

Innervation der Kiefer.

Bevor wir die verschiedenen Methoden der Anästhesie im Bereiche der Mundhöhle besprechen können, müssen wir uns zunächst Kenntnis verschaffen von der Innervation der Zähne, der Kiefer und ihrer Decken. Hier handelt es sich vorläufig um die rein beschreibende Darstellung dieser Verhältnisse, wobei auf die genaue Topographie der Nervenstämme noch nicht eingegangen werden soll. Dies bleibt vielmehr der Besprechung der Stammanästhesie vorbehalten.

Die Innervation der Kiefer und der Zähne zeichnet sich dadurch aus, daß hier zwischen die zuführenden Nervenstämme und ihre Endorgane in deren unmittelbaren Nähe ein Nervengeflecht eingeschoben ist — Plexus dentalis superior und inferior —, von dem aus erst die feinen Äste an die Erfolgsorgane abgehen. Unabhängig von diesem Plexus werden nur bestimmte Anteile der Schleimhaut und des Periostes von anderen Nerven versorgt.

Im Oberkiefer — dessen Gesamtversorgung dem II. Trigeminusaste zugehörig ist — wird das Nervengeflecht von einer Reihe kleiner Nervenäste gebildet, die sämtlich Zweige des Nervus infraorbitalis sind. Es sind dies die Nervi alveolares superiores, die in eine vordere und eine rückwärtige Gruppe zerfallen, denen in variabler Weise noch ein Nervus alveolaris superior medius zugesellt sein kann.

Die Nervi alveolares superiores posteriores, gewöhnlich 2—4 an der Zahl, verlassen gesondert oder zu einem kurzen Stamm vereint den Nervus infraorbitalis dort, wo er sich aus der Flügelgaumengrube kommend in eine Furche am oberen Rand des Tuber maxillae einbettet. In ihrem nach vorne und abwärts gerichteten Verlauf erreichen sie bald feine Löchelchen etwa in der Mitte der hinteren Fläche der Maxilla, um hier in feine Kanäle einzutreten, die in den spongiösen Raum leiten, der über den Zahnwurzeln gelegen, den Plexus dentalis superior enthält. Ein feiner Ast zieht als R. gingivalis oft direkt zur vestibularen Schleimhaut der Molarengegend. Ist ein Nervus alveolaris superior medius vorhanden, dann löst er sich gewöhnlich etwas weiter peripher vom N. infraorbitalis los, dort, wo dieser die Fissura orbitalis inferior betritt. Seine Eintrittsstelle in den Knochen liegt oft ziemlich weit über jener der N. alveolares superiores posteriores.

Die Nervi alveolares superiores anteriores entspringen vom N. infraorbitales während seines Verlaufes im Canalis infraorbitalis, bevor er diesen am Foramen infraorbitale verläßt. Ebenfalls in feine Knochenkanäle eingeschlossen, die aber oft gegen die Schleimhaut des Sinus maxillaris dehiszent sind, verlaufen sie nach innen und unten bis in die Nähe der Apertura piriformis, wo sie sich allmählich in den Plexus dentalis einsenken.

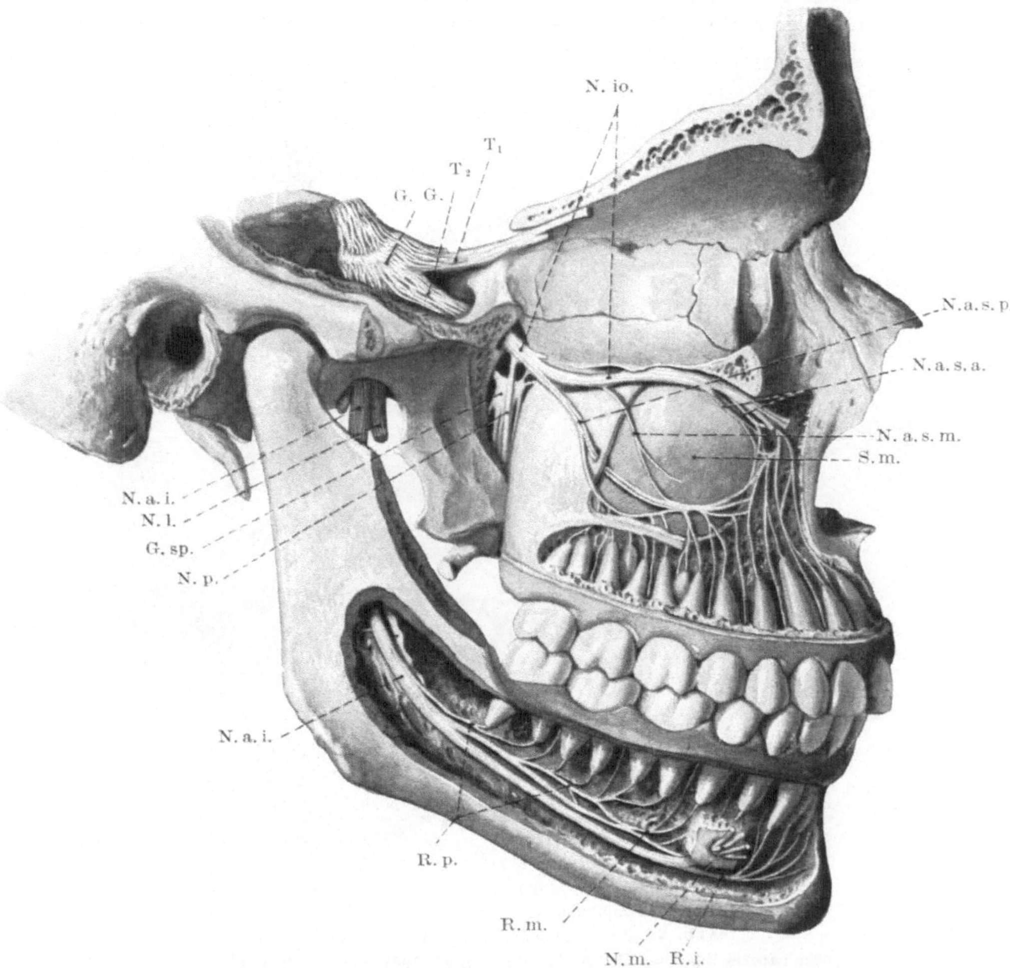

Abb. 1. (Zum Teil nach SPALTEHOLZ.) Plexus dentalis im Ober- und Unterkiefer.
G. G. Ganglion Gasseri des Trigeminus. G. sp. Ganglion sphenopalatinum. N. a. i. Nervus alveolaris inferior. N. a. s. a. Nervi alveolares superiores anteriores. N. a. s. m. Nervus alveolaris superior medius. N. a. s. p. Nervus alveolaris superior posterior. N. io. Nervus infraorbitalis. N. l. Nervus lingualis. N. m. Nervus mentalis. N. p. Nervi palatini. R. i. Ramus incisivus des N. a. i. R. m. Ramus medius des N. a. i. R. p. Ramus posterior des N. a. i. S. m. Schleimhaut des Sinus maxillaris. T₁ I. Ast des N. trigeminus. T₂ II. Ast des N. trigeminus.

Der Plexus dentalis selbst entsendet folgende Äste: Rami dentales zu den einzelnen Wurzeln der Zähne, die durch die Foramina apicalia in die Pulpen eintreten. Weiters feine Nerven, die in das Periodontium verlaufen und Rami gingivales, die den Knochen perforieren, um in der Schleimhaut zu enden.

Im Unterkiefer wird der Plexus dentalis von Ästen des Nervus alveolaris inferior gebildet, die den Hauptstamm des Nerven während seines

Verlaufes im Kanal des Unterkiefers verlassen. Ein Ramus posterior ist in der Hauptsache für die Molaren bestimmt, ein Ramus medius versorgt die Prämolaren, endlich zieht ein feiner Nervenast im Unterkiefer weiter nach vorne, nachdem der größere Anteil des Nerven als Nervus mentalis aus dem Knochen durch das Foramen mentale ausgetreten ist. Er wird als Ramus anterior oder

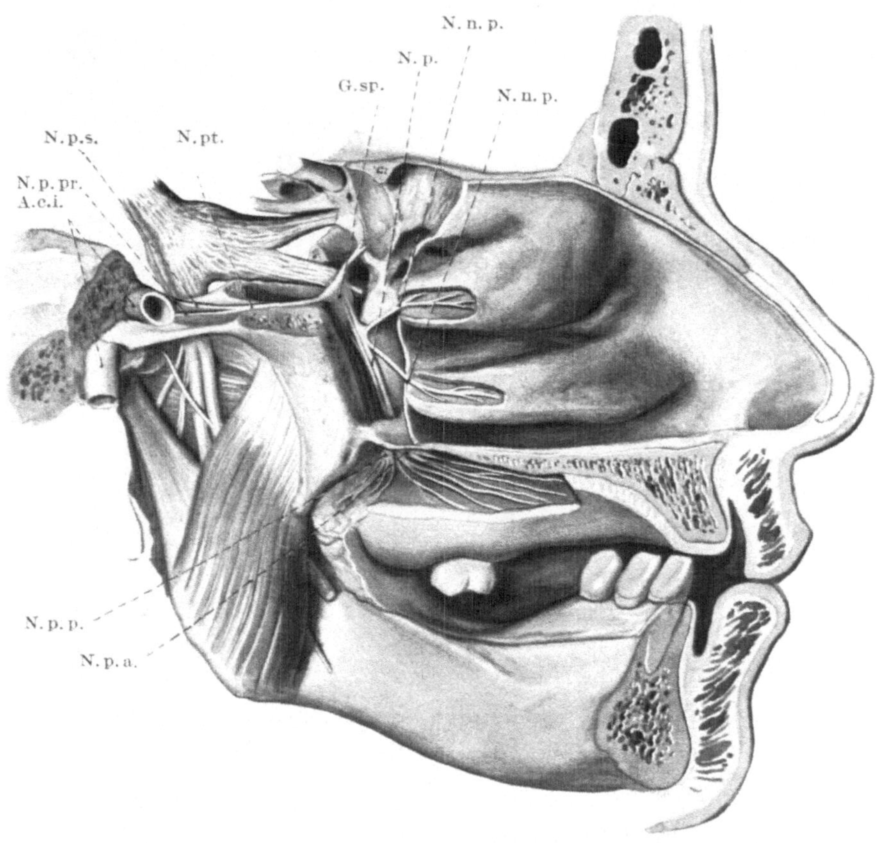

Abb. 2. Nervi palatini von innen her dargestellt.
A. c. i. Arteria carotis interna. G. sp. Ganglion sphenopalatinum (verbunden durch die sensible Wurzel mit dem II. Ast des Trigeminus). N. n. p. Nervi nasales posteriores laterales. N. p. Nervi palatini. N. p. a. Nervus palatinus anterior. N. p. p. Nervus palatinus posterior. N. p. pr. Nervus petrosus profundus (sympathische Wurzel des Ganglion sphenopalatinum). N. p. s. Nervus petrosus superficialis major (aus dem Facialis, motorische Wurzel des Ganglion sphenopalatinum). N. pt. Nervus pterygoideus Vidii (aus der Vereinigung der beiden vorhergehenden entstehend).

incisivus bezeichnet und versorgt Eckzahn und Schneidezähne. Ebenso wie im Oberkiefer ist das Versorgungsgebiet der Zahnnerven auch im Unterkiefer nicht strenge in der Mittellinie geteilt, sondern von beiden Seiten kreuzen Nervenfasern die Medianlinie. Die feinere Aufteilung der Nerven entspricht ganz der des Oberkiefers.

Unabhängig von den Plexus dentales werden sowohl im Oberkiefer als im Unterkiefer weite Bezirke der Schleimhaut von anderen Nerven versorgt,

und zwar in beiden Kiefern die innere, orale Fläche, im Unterkiefer überdies
ein großer Bezirk der äußeren, vestibularen Fläche.

Die Gaumenschleimhaut wird in ihrem größeren hinteren Abschnitt von
dem Ramus anterior seu major der Nervi palatini innerviert. Diese Nerven,
Zweige des II. Trigeminusastes gelangen aus der Fossa pterygopalatina durch
den gleichnamigen Kanal in die Mundhöhle, die sie am Foramen palatinum
majus, neben der letzten Malzahnalveole und durch 2—3 dahinter gelegene
Foramina palatina minora betreten. Während der kleinere N. palatinus posterior
für den weichen Gaumen bestimmt ist, läuft der größere vordere Ast, N. pala-

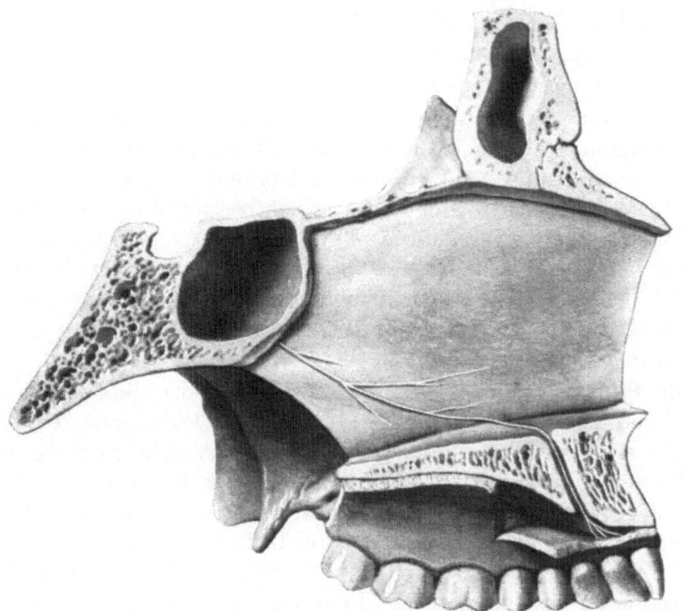

Abb. 3 Nervus nasopalatinus Scarpae in seinem Verlauf entlang der Nasenscheidenwand und durch den Canalis incisivus in die Gaumenschleimhaut.

tinus anterior, in der Furche zwischen Gaumendach und Seitenwand am harten
Gaumen nach vorne, ein feiner N. palatinus medius zur Tonsillargegend. Das
Verbreitungsgebiet des N. palatinus anterior begrenzt sich vorne meist in einer
Linie, die die vorderen Ränder der Eckzähne verbindet. Weiter nach vorne
wird der restliche kleine Schleimhautbezirk vom Nervus nasopalatinus Scarpae
versorgt, der vom Ganglion sphenopalatinum längs der Nasenscheidewand
nach vorne und unten verläuft und durch den Canalis incisivus zieht. Durch
das Foramen incisivum betritt er die Mundhöhle. Er anastomosiert mit dem
Plexus dentalis superior.

Im Unterkiefer versorgt der Nervus lingualis mit seinen Rami alveolares
die Schleimhaut an der Innenfläche des Kiefers. Die Außenfläche ist aber hier
nur zu einem Teile Innervationsgebiet der Nervi alveolares. Das Gebiet, das
durchschnittlich vom 2. Prämolaren bis zur Mitte des 2. Molaren reicht, wird
vom Nervus buccinatorius innerviert.

Einteilung der Injektionsarten.

Aus dieser kurzen Beschreibung der Innervationsverhältnisse läßt sich nunmehr eine Übersicht über die möglichen Methoden der Anästhesie gewinnen. Im allgemeinen wird in der Zahnheilkunde eine Schleimhautanästhesie oder lokale Anästhesie im engeren Sinne von der Leitungsanästhesie unterschieden. Diese Lokalanästhesie ist aber im Grunde doch nur eine Leitungsanästhesie, allerdings in der Nähe der Endigungen der Nerven, nämlich am Plexus dentalis. Die „Leitungsanästhesie" dagegen erreicht die Stämme der Alveolarnerven vor ihrem Eintritt in den Plexus dentalis.

Es erscheint daher korrekter, die Bezeichnungen Plexusanästhesie und Stammanästhesie einzuführen.

Haben wir so eine Einteilung der Anästhesien nach den anatomischen Verhältnissen vorgenommen, so könnte noch der Zweck der Anästhesie für eine Einteilung maßgebend sein. Es kann sich nämlich in dem einen Fall darum handeln, an einem Zahn einen auf diesen selbst beschränkten Eingriff vorzunehmen — (Präparation von Kavitäten, Devitalisation) —, oder aber es ist ein Eingriff geplant, der Zahn- und entsprechenden Kieferanteil samt dessen Weichteilen betrifft. Diese beiden Arten von Anästhesien, die man als Pulpaanästhesie und Kieferanästhesie einander gegenüberstellen kann, unterscheiden sich voneinander in mehr als einer Hinsicht.

Erstere, die Pulpaanästhesie, setzt nur die Betäubung jener Nervenfasern voraus, die in den Zahn eintreten. Sie ist daher entweder eine reine Plexusanästhesie oder eine reine Stammanästhesie der Alveolarnerven. Anders die Kieferanästhesie. Da hier auch die Weichteile der Kiefer — also Schleimhaut und Periost — gefühllos gemacht werden sollen, müssen wir in diesem Falle jene Nerven mitanästhesieren, die, wie früher beschrieben, unabhängig vom Plexus dentalis zur Schleimhaut bestimmter Kieferanteile verlaufen. Die Kieferanästhesie setzt also immer eine weitergehende Anästhesie voraus.

Dafür aber muß die Pulpaanästhesie in der Regel tiefer sein als die Kieferanästhesie. Dies erklärt sich zum Teil daraus, daß der auf den Zahn beschränkte Eingriff sowohl im Dentin, als auch besonders in der Pulpa, vor allem die Nervenendigungen trifft, während z. B. bei der Extraktion hauptsächlich Nervenstämmchen verletzt werden. Wir wissen aber auch von anderen Organen, daß die Nervenendigungen bedeutend empfindlicher sind als die Stämme; so ist die außerordentliche Empfindlichkeit der Corneaoberfläche wohl bekannt, im Gegensatz zu der fast unempfindlichen Tiefe, z. B. am Boden eines Cornealgeschwürs. Außerdem aber spielt auch sicherlich der Reizzustand der Nerven eine große Rolle. Dadurch ist es erklärlich, daß die Pulpa akut pulpitischer Zähne so außerordentlich schwer zu anästhesieren ist, während umgekehrt eine akute Periodontitis auch die Kieferanästhesie erschwert.

Daher ist im allgemeinen die Dosierung für die beiden Arten von Anästhesien eine verschiedene. Für die Pulpaanästhesie muß die injizierte Menge des Anaestheticums auf das $1\frac{1}{2}$fache der Menge bei Kieferanästhesie erhöht werden. Dabei ist überdies die Erhöhung der Konzentration sehr brauchbar, die wir bei Kieferanästhesie im allgemeinen $2\,{}^0/_0$, bei der Pulpaanästhesie $4\,{}^0/_0$ nehmen.

Der folgenden Darstellung soll die erste der beiden Einteilungsformen der Anästhesien zugrunde gelegt werden, nämlich die in Plexusanästhesie und Stammanästhesie. Im Rahmen dieser Einteilung findet dann noch die Unterscheidung in Pulpa- und Kieferanästhesie Berücksichtigung.

Nur noch wenige Worte über die Anwendung der Pulpaanästhesie speziell für die Präparation von Kavitäten. Es soll nämlich dem eventuellen Mißverständnis vorgebeugt werden, als ob ich auf dem Standpunkt stünde, daß jeder konservativen Behandlung eine Anästhesie vorausgehen solle. Sehr oft ist ja der Schmerz bei der Präparation der Kavität so gering, zum mindesten so erträglich, daß die Anästhesie eine unnötige Komplikation des Eingriffes darstellen würde. Es empfiehlt sich daher, so vorzugehen, daß man die Kavitätenpräparation ohne weiteres beginnt, aber sofort eine Anästhesie vornimmt, wenn während des Eingriffes die Schmerzen das leicht erträgliche Maß überschreiten.

Noch ein anderer Punkt verdient Erwähnung. Da, wie wir noch später sehen werden, fast alle Anästhesien — Plexus- und Stammanästhesien — nur perineurale Injektionen sind, ist in manchen Fällen, trotz Erhöhung der Konzentration und der Dosis die Tiefe der Pulpaanästhesie nicht genügend, um die Pulpa selbst schmerzlos entfernen zu können. Bei richtiger Applikation gelingt es aber immer, die Empfindlichkeit so weit herabzusetzen, daß die Freilegung der Pulpa ohne nennenswerten Schmerz möglich ist. Dann aber ist bei der bereits hypästhetischen Pulpa die Druckanästhesie immer von Erfolg begleitet.

A. Die Plexusanästhesie.

Eine Infiltration der Nervenendigungen selbst ist im Kiefer, abgesehen von einer reinen Schleimhautanästhesie, undurchführbar, bestenfalls kann sie sich auf die im Periodontium befindlichen Endigungen beziehen, während der in die Pulpa eindringende Nervenfaden immer in seinem Verlauf außerhalb des Zahnes vom Anaestheticum getroffen wird. Eine Methode zur Infiltration der Nerven im Periodontium, die noch jetzt geübt wird, ist jene der Injektion des Anaestheticums in die Zahnfleischpapillen oder den Zahnfleischrand. Von dieser Applikationsart ist wohl abzuraten. Zunächst ist der Einstich sowohl als die Injektion in dieses straffe Gewebe sehr schmerzhaft. Weiters ist aber auch die Menge der injizierten Flüssigkeit wegen der Straffheit des Gewebes nur eine geringe. Wenn man nun bedenkt, daß diese Flüssigkeit durch den engen Periodontalraum eindringen soll und bis zur Wurzelspitze vordringen muß, um die Injektion erfolgreich zu gestalten, dann ist es klar, daß der Erfolg nur ein sehr unsicherer ist, besonders wenn es sich um mehrwurzelige Zähne handelt[1]). Einen sicheren Erfolg hingegen gewährleistet die Leitungsunterbrechung des Plexus dentalis, wenn man nur die Indikation für ihre Anwendung strikte nach den anatomischen Verhältnissen stellt.

Das Gelingen dieser Anästhesie — der Plexusanästhesie —, die zunächst zur Betäubung eines einzelnen Zahnes gedacht ist, setzt voraus, daß das epiperiostal auf die vestibulare Kieferfläche injizierte Medikament Periost und die äußere Knochencompacta durchdringt, um den im spongiösen Raum untergebrachten Plexus dentalis zu erreichen. Ihr Gelingen und damit auch ihre Anwendbarkeit wird daher zunächst abhängen von der feineren Struktur des Kieferknochen. Hier finden wir nun beträchtliche Unterschiede zwischen Oberkiefer und Unterkiefer.

---

[1]) Von französischen Autoren wird die direkte Einspritzung in das Periodontium empfohlen, indem eine dünne Nadel durch den Taschenboden längs des Zahnes eingestochen wird.

Die Compacta des Oberkiefers ist besonders bei jugendlichen Individuen immer von einer größeren Zahl feiner Löchelchen perforiert, die Blut- oder Lymphgefäßen oder auch Nerven zum Durchtritt dienen (Abb. 4a). Überdies

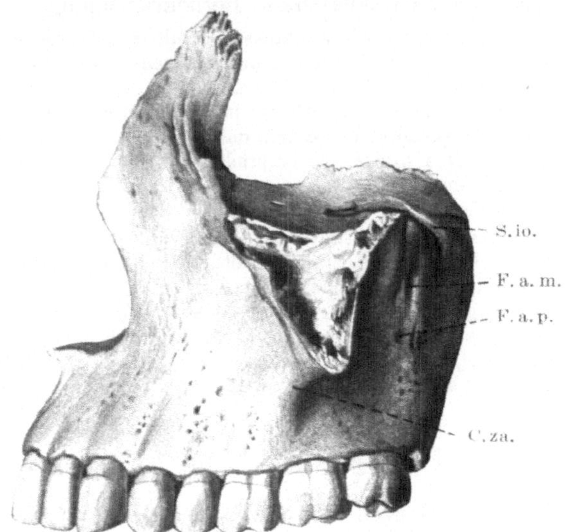

Abb. 4a. Ansicht des linken Oberkiefers von außen. Das Präparat zeigt zahlreiche feine Löchelchen im Gebiete des Alveolarfortsatzes
C. za. Crista zygomaticoalveolaris. F. a. m. Foramen alveolare medium (für den Nervus alveolaris superior medius). F. a. p. Foramina alveolaria posteriora (für die Nervi alveolares superiores posteriores). S. io. Sulcus infraorbitalis (für den gleichnamigen Nerven).

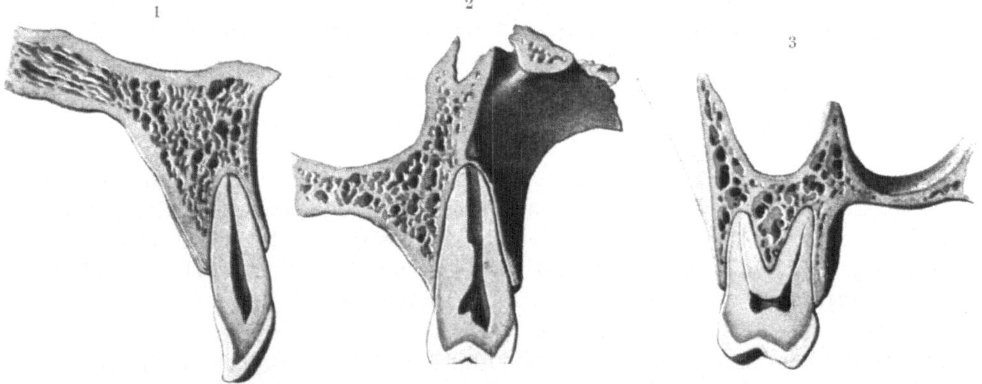

Abb. 4b. Drei Radiärschnitte durch den Oberkiefer mit Zähnen, um das Verhalten der äußeren kompakten Knochenschichte zu zeigen, die bei 1 und 2 nach rechts, bei 3 nach links gewendet ist. 1 Schnitt durch den 1. oberen Incisivus. 2 Schnitt durch den 2. oberen Prämolaren. 3 Schnitt durch den 2. oberen Molaren. Man sieht an allen drei Schnitten die auffallende Zartheit der vestibularen Compacta.

ist sie an der Außenfläche des Alveolarfortsatzes fast überall recht dünn (Abb. 4b). Nur an einer Stelle finden wir eine oft beträchtliche Verstärkung der äußeren Compacta, die dort naturgemäß auch ein dichteres Gefüge zeigt. Es ist dies jene Knochenleiste, die von der Wurzel des Processus zygomaticus der Maxilla zur Alveole des ersten Mahlzahnes zieht und den Namen Crista zygomaticoalveolaris führt (Abb. 4a).

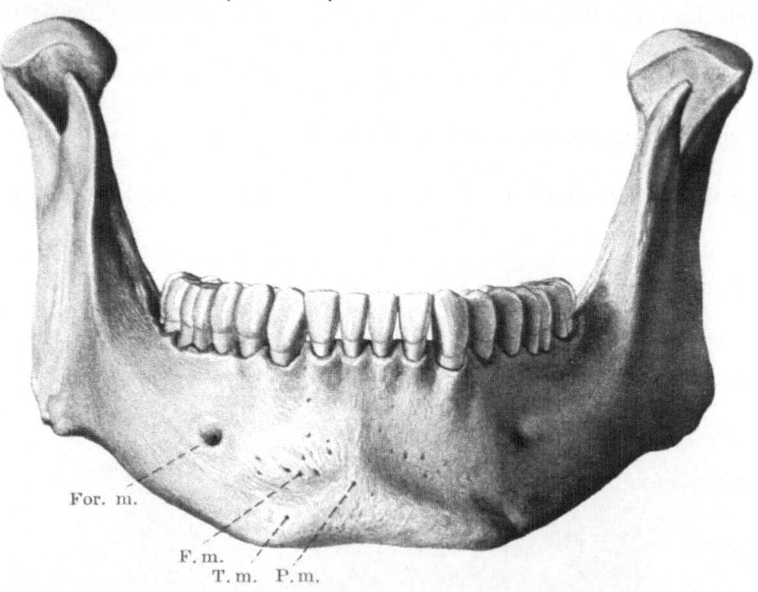

Abb. 5a. Unterkiefer von vorne gesehen, zeigt die feinen Löchelchen in der Fossa mentalis. F. m. Fossa mentalis. For. m. Foramen mentale. P. m. Protuberantia mentalis. T. m. Tuberculum mentale.

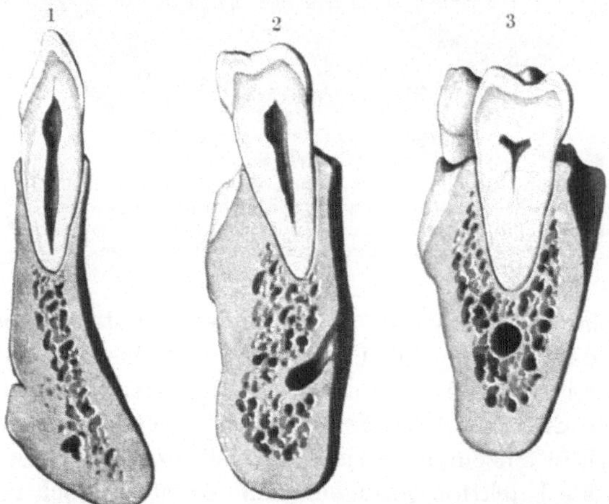

Abb. 5b. Drei Radiärschnitte durch den Unterkiefer mit Zähnen, um das Verhalten der äußeren kompakten Knochenschichte zu zeigen, die bei allen Schnitten nach rechts gewendet ist. 1 Schnitt durch den zweiten unteren Incisivus. 2 Schnitt durch den zweiten unteren Prämolaren. 3 Schnitt durch den zweiten unteren Molaren. Man sieht an allen drei Schnitten die außerordentliche Dicke und Dichte der vestibularen Compacta, die an diesem Objekte auch im Schneidezahngebiet nicht zarter ist. 2 zeigt überdies den eigentümlichen Verlauf des Canalis mentalis, 3 den Wulst der Linea mylohyoidea innen (links) der Linea obliqua außen (rechts).

Ganz im Gegensatz zu dem Verhalten des Oberkiefers finden wir die Compacta im Unterkiefer nicht nur immer von beträchtlicher Dicke — 2—3 mm

und mehr — sondern sie ist hier auch von dichtem, elfenbeinartigem Gefüge
(Abb. 5b). Nur im Bereiche der Frontzähne ist sie meist dünner und hier zeigt
sie auch fast regelmäßig eine größere Zahl von Knochenöffnungen. Diese
liegen gehäuft in einer seichten Grube, die sich jederseits unterhalb der Wurzeln
des Eckzahnes und der Schneidezähne, oberhalb und seitlich der Protuberantia mentalis findet (Abb. 5a). Es ist dies die Fossa mentalis. An dieser
Stelle verläuft im Knochen der vorderste Anteil des Canalis mandibularis.

Aus dem eben Gesagten geht bereits eindeutig hervor, daß die Plexusanästhesie zwar im Bereiche des ganzen Oberkiefers (vielleicht mit Ausnahme

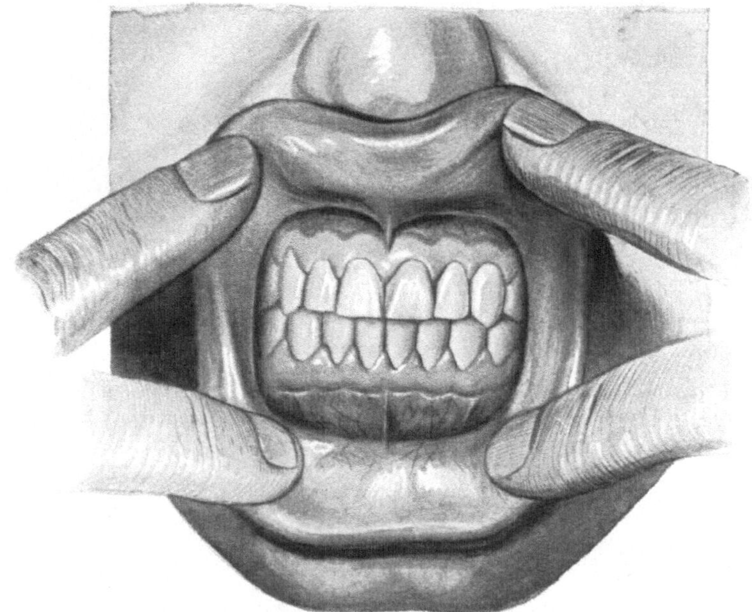

Abb. 6. Schleimhaut des Vestibulums oris nach dem Lebenden gezeichnet.
Man unterscheidet deutlich die hellere Gingiva propria von der dunkleren, locker fixierten Schleimhaut des Vestibulum oris, die sich bei diesem Individuum besonders scharf in einer guirlanden-
förmigen Linie gegeneinander absetzen.

des ersten Molaren bei stark ausgebildeter Crista zygomaticoalveolaris)
anwendbar ist, daß sie aber im Unterkiefer auf das Gebiet der Frontzähne
beschränkt werden muß, während sie im Gebiete der Prämolaren und Molaren
unbedingt durch die Leitungsanästhesie am Nervenstamm ersetzt werden
muß. Wenn auch in einzelnen Fällen die Anästhesierung eines unteren Molaren
durch subperiostale Injektion gelingen kann, so ist sie doch in der überwiegenden Mehrzahl der Fälle erfolglos. Und nur eine sichere Methode ist auch
brauchbar.

Bezüglich der genauen Technik der Plexusanästhesie muß noch der Ort
des Anästhesiedepots und die Einstichstelle genau lokalisiert werden. Erstere
ergibt sich aus der Lage des Plexus dentalis über den Wurzelspitzen ohne
weiteres. Man injiziert epiperiostal, indem man die Nadel entweder möglichst senkrecht auf den Knochen aufsetzt oder, wo dies unmöglich ist, vom
Knochen um den Bruchteil eines Millimeters zurückzieht, so daß man ohne

nennenswerten Druck die Spritze entleeren kann. Man vermeidet so Abhebungen und Zerreißungen des Periostes, die zum größten Teil für Nachschmerzen post injectionem verantwortlich gemacht werden können.

Die Wahl der Einstichstelle setzt noch ein genaueres Studium der Schleimhautverhältnisse voraus. Die Mucosa des Vestibulum oris ist nämlich, soweit sie den Kiefer an seiner Außenfläche bekleidet, keineswegs von einheitlichem Bau. An normalen Individuen kann man deutlich den den Zähnen benachbarten, eigentlich gingivalen Anteil von jenem unterscheiden, der sich bis zum Fornix vestibuli oris fortsetzt und in die Schleimhaut von Lippe oder Wange übergeht. Diese beiden Anteile setzen sich gegeneinander in einer mehr minder scharfen, girlandenförmig verlaufenden Linie ab (Abb. 6). Der gingivale Anteil, durchschnittlich 5 mm breit, ist normalerweise leicht vor-

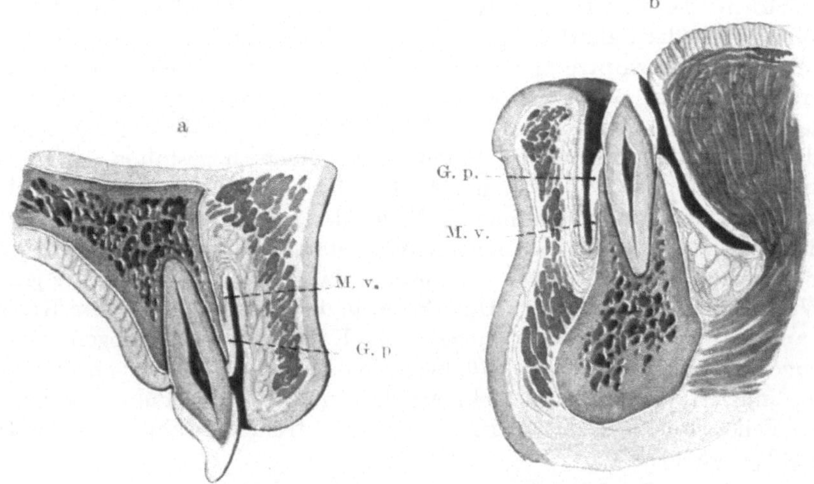

Abb. 7. Schnitte durch den entkalkten Ober- und Unterkiefer eines normalen Schädels. a) Oberkiefer. b) Unterkiefer. Man erkennt deutlich, wie sich die Gingiva propria plötzlich durch die Zwischenlagerung eines lockeren Bindegewebes vom Periost loslöst, um als Mucosa vestibuli oris in die Lippenschleimhaut überzugehen; dasselbe Verhalten im Unterkiefer zungenwärts. G. p. Gingiva propria. M. v. Mucosa vestibuli oris.

gewulstet, blaß und derb. Hier ist die Mucosa mit dem darunterliegenden Periost straff verbunden, so daß zwischen Knochen und Epithel füglich nur eine einheitliche Bindegewebsschichte dargestellt werden kann. Der peripher gelegene Schleimhautbezirk dagegen sinkt etwas ein, ist deutlich dunkler rot tingiert und durch lockeres submuköses Gewebe an das Periost geheftet (Abb. 7). Hier kann die Schleimhaut stets leicht verschoben oder in Falten aufgehoben werden. Diese Unterteilung der vestibularen Schleimhaut, die bisher meines Wissens noch nicht präzise beschrieben wurde, ist für die zahnärztliche Chirurgie überhaupt bedeutungsvoll. Für unseren Fall besagt sie, daß der Einstich immer in dem locker an die Unterlage fixierten Schleimhautbezirk geschehen muß. Dafür sind zwei Gründe vor allem maßgebend. Erstens ist hier der Einstich im Gegensatz zu dem in das straffe gingivale Gewebe bedeutend weniger schmerzhaft, und zweitens ist die Nadel nach Durchdringen der locker fixierten Schleimhaut, wieder im Gegensatz zu dem

Verhalten an der Gingiva sensu strictiori, noch immer beweglich und so kann man Verschiebungen der Nadel leicht vornehmen, die wir, besonders bei der Plexusanästhesie mehrerer Zähne von einem Einstich aus, brauchen.

Damit haben wir Einstichpunkt sowohl, als Zielpunkt der Injektion kennen gelernt. Ersterer liegt in dem locker angehafteten Schleimhautbezirk, etwa 8—10 mm von der Zahnfleischgrenze entfernt — also nahe dem Fornix vestibuli — in der Mitte irgend eines Zahnes; das Ziel der Injektion ist die Gegend knapp über der Wurzelspitze des zu anästhesierenden Zahnes, bei den Frontzähnen des Unterkiefers die Fossa mentalis.

Die genauere Technik gestaltet sich also bei der Plexusanästhesie an den hierfür in Betracht kommenden Zähnen — sämtliche Oberkieferzähne (mit Ausnahme von M_1 bei stark entwickelter Crista zygomaticoalveolaris) und Frontzähne des Unterkiefers (von C—C) — folgendermaßen: Einstich etwa 8—10 mm über der Zahnfleischgrenze entsprechend der Mitte des Zahnes. Dabei richtet man die Spritze möglichst senkrecht auf den Knochen, um ihn sofort zu erreichen und ein Vorbeigleiten in die Weichteile von Lippe oder Wange zu vermeiden. Nach dem Einstich wird sofort ein wenig Flüssigkeit entleert, um das weitere Vordringen der Nadel schmerzloser zu gestalten. Jetzt wird die Spritze so eingestellt, daß sie mit der Oberfläche des Knochens einen spitzen Winkel bildet und nun schiebt man die Nadel, deren Öffnung gegen den Knochen gerichtet ist, langsam vor, bei auftretenden stärkeren Schmerzen evtl. wieder unter Injektion weniger Tropfen der Lösung. Liegt nun die Nadelspitze jenseits der Wurzelspitze des Zahnes, im Unterkiefer in der Fossa mentalis dem Knochen hart an, so wird sie um ein geringes vom Knochen zurückgezogen und bei einwurzeligen Zähnen ungefähr 0,75, bei mehrwurzeligen 1,00 cm³ einer $2^0/_0$igen Lösung injiziert, wenn es sich nicht um die Anästhesie der Pulpa handelt. In diesem Falle wird die Konzentration, wie schon früher erwähnt, auf das Doppelte $(4^0/_0)$ erhöht.

Ist das Depot an der vestibularen Kieferfläche angelegt, dann ist nach einer Wartezeit von ungefähr 8—10 Minuten die Anästhesie des Plexus eingetreten. Sollte das Resultat bei Prämolaren und Molaren mangelhaft bleiben, so empfiehlt sich eine palatinale Injektion — wieder in die Wurzelspitzenregion — um so den Plexus von zwei Seiten zu fassen.

Die gelungene einfache Plexusanästhesie erlaubt uns Eingriffe am Zahn selbst — Präparation von Kavitäten, Pulpaextraktion — nicht aber operative Eingriffe, die außer dem Zahn auch den gesamten Alveolarfortsatz treffen. Hierzu ist immer noch eine Betäubung der oralen Decke des Kiefers — Schleimhaut und Periost — notwendig, die ja wie früher erwähnt unabhängig vom Plexus dentalis innerviert wird. Im Oberkiefer sowohl als im Unterkiefer ist daher noch eine Injektion in die Schleimhaut an der Kieferinnenseite vorzunehmen. Dafür gelten folgende Regeln. Die Injektion an die palatinale Oberkieferfläche bietet keine Schwierigkeiten. Man sticht durchschnittlich 1 cm von der Zahnfleischgrenze entfernt in jene Furche ein, die zwischen Gaumendach und Alveolarfortsatz leicht erkennbar ist, und die, wie früher gesagt wurde, den Ästen des Ramus anterior der Gaumennerven zum Verlaufe nach vorne dient. So ist es möglich, die kleinen für Periost und Schleimhaut bestimmten Äste bei oder knapp nach ihrem Abgang vom Hauptstamm zu erreichen.

Dasselbe gilt für den Bezirk des Os incisivum, wo wir die Äste des Nervus nasopalatinus treffen. In der Molaren- und Prämolarengegend wird überdies diese Injektionsart oft zweckmäßig durch die Leitungsanästhesie am Foramen palatinum majus ersetzt (siehe unten), da wenn auch selten Nekrosen der Gaumenschleimhaut beobachtet wurden, die durch Abhebung der gesamten Weichteile vom Knochen bei der Injektion in die straff fixierten Teile der Mucosa (siehe später) beobachtet wurden. Die Nadel wird auch hier immer möglichst senkrecht auf die Schleimhaut aufgesetzt und mit einem Ruck bis an den Knochen vorgestoßen; so vermeidet man einerseits das Abirren in die Gaumenweichteile, wie es bei spitzwinkeligem Aufsetzen der Nadel vorkommt und macht andererseits diesen Einstich möglichst wenig schmerzhaft. Im Unterkiefer stößt die Injektion an die Kieferinnenfläche im Gebiet der Frontzähne auf etwas größere Schwierigkeiten. Sie erklären sich daraus, daß hier die Zähne senkrecht, zuweilen sogar etwas nach innen invertiert, eingepflanzt sind und daß überdies der gingivale Anteil der Schleimhaut in Form eines Wulstes nach innen vorspringt. Unterhalb des Wulstes aber, in die locker angeheftete Schleimhaut muß injiziert werden. Man hilft sich hier derart, daß man mit dem Zeigefinger der freien Hand die Injektionsstelle — also etwa 1 cm unterhalb des Zahnfleischrandes — ertastet und fixiert und nun unter der Leitung dieses Fingers die Spritze schräg von der anderen Kieferseite her in fast frontaler Richtung einführt, um dann die Schleimhaut zu durchstechen. Die Spritze wird ein wenig vorgeschoben und dann entleert.

Für sämtliche Injektionen an der Kieferinnenfläche, soweit sie das Gebiet eines Zahnes betreffen, genügt die Injektion von 0,3—0,5 cm³ der Lösung, je nachdem es sich um ein- oder mehrwurzelige Zähne handelt.

Das bisher Gesagte bezieht sich immer auf die Anästhesie eines Zahnes mit dem dazugehörigen Anteil des Alveolarfortsatzes und seiner Bedeckung. Will man zwei oder drei benachbarte Zähne durch die Plexusanästhesie betäuben, so geht man so vor, daß man entweder die Anästhesie für jeden Zahn einzeln durchführt. Oder aber man kann im Bereiche der vorderen Zähne in der Mitte des zu anästhesierenden Gebietes, natürlich im Bereiche der locker fixierten Schleimhaut, einstechen und führt die Nadel zunächst schräg gegen die Wurzelspitzengegend des distalen Zahnes. Ist dort das Depot angelegt, dann wird die Nadel zurückgezogen, bis nur wenige Millimeter unter der Schleimhaut verborgen bleiben. Gerade durch den Einstich in die locker angeheftete Mucosa behält nun die Nadel so viel Bewegungsfreiheit, daß ihre Richtung leicht geändert werden kann und sie jetzt gegen den zweiten, nochmals evtl. gegen den dritten Zahn vorgeschoben werden kann. Selbstverständlich erfolgt dann die Anästhesie eines entsprechend breiten Gebietes der Schleimhaut an der Innenfläche des Kiefers, falls eine Kieferanästhesie bezweckt wird.

Die Anwendung der Plexusanästhesie ist aber nicht allein von den anatomischen Verhältnissen der Knochen abhängig, sondern in allen Fällen natürlich auch vom Verhalten der Schleimhaut und des Periostes. Ist es nämlich im Gefolge einer Periodontitis eines Zahnes bereits zu einer entzündlichen Veränderung der Kieferdecken gekommen, die sich in einer Infiltration oder gar in Abszeßbildung äußert, dann ist die „lokale" Injektion unter allen Umständen kontraindiziert. Nicht nur wegen der größeren Schmerzempfindung beim Einstich oder bei der Injektion, nicht nur wegen der schlechteren Wirkung der Anästhesie im entzündeten und daher hyperämischen Gewebe, aus dem eine viel zu rasche Fortschaffung der Flüssigkeit stattfindet, da der Adrenalinzusatz die Kontraktion der maximal dilatierten Gefäße nicht voll herbeiführen kann. Der wichtigste Grund für das Verbot der Injektion in entzündetes Gewebe stellt die eminente Gefahr der Propagation von infektiösen Keimen in die Lymph- oder Blutbahn, also die Erzeugung einer Sepsis, durch den Injektionsdruck dar. Und wenn auch dieser traurige Zufall gewiß nur selten zur Beobachtung kommt, so muß uns schon seine Möglichkeit eindringlichst davor warnen, die Plexusanästhesie bei infiltrierter Schleimhaut anzuwenden.

Beschränken also schon die anatomischen Verhältnisse die Anwendbarkeit der Plexusanästhesie auf bestimmte Abschnitte des Gebisses, so erfährt sie durch die häufigen entzündlichen Veränderungen von Periost und Schleimhaut eine weitere Einschränkung. Um so wichtiger ist das volle Verständnis und die Sicherheit in der Ausführung der Leitungsanästhesie sensu strictori, also der Anästhesie an den Stämmen der Alveolarnerven.

B. Die Stammanästhesie.

I. Die Stammanästhesie am Oberkiefer.

Die Leitungsanästhesie im Oberkiefer sollte als Anästhesie der Nervenstämme am natürlichsten und einfachsten eine Anästhesie des Nervus infraorbitalis sein, dessen Zweige ja Nervi alveolares superiores posteriores et anteriores darstellen. Die Anästhesie dieses Nerven in der Fossa pterygopalatina am Foramen rotundum ist aber noch zu wenig bekannt, so daß man nur in anders unlösbaren Fällen zu ihr greifen wird. Meist erweist es sich als genügend, die Stämme der Alveolarnerven selbst zu erreichen und man unterscheidet dementsprechend eine Leitungsanästhesie der hinteren und der vorderen Alveolarnerven. Hiezu kommt noch die Anästhesie der N. palatini und des N. nasopalatinus zur Betäubung der Gaumenschleimhaut, da ja auch das Palatum durum von zwei Seiten her innerviert wird.

1. Die Leitungsanästhesie der Nervi alveolares superiores posteriores am Tuber maxillae.

Hier, wie bei jeder Leitungsanästhesie, haben wir die Aufgabe, Ziel, Einstichpunkt und Weg der Injektionsnadel anatomisch zu untersuchen und festzulegen. Das Ziel ist jene Stelle, an welcher die Nervi alveolares superiores posteriores in die feinen Knochenkanälchen an der Hinterwand des Oberkieferknochens, am Tuber maxillare, eintreten. Diese Löchelchen, 3—4 an der Zahl, liegen gewöhnlich recht dicht beieinander in einem kaum hellerstückgroßen Areale. Gelingt es uns, etwa das Zentrum dieser Knochenfläche zu erreichen, dann werden sämtliche hinteren Zahnnerven von der Lösung umspült. Ist jedoch ein mittlerer Zahnnerv vorhanden, dann findet sich seine Eintrittsstelle in den Knochen gewöhnlich ziemlich weit über dem genannten Knochenareale, ganz in der Nähe der Fissura orbitalis inferior. Der feine Kanal aber, in welchem der Nerv nach vorne und hinten verläuft, kommt immer in die Nähe des Bezirkes, in welchem sich die Eintrittsstellen der Nervi alveolares superiores posteriores befinden (Abb. 1). Da nun natürlich auch hier das an den Knochen gebrachte Anaestheticum nicht an der Knochenoberfläche Halt macht, sondern den hier sehr dünnen und vielfach durchlöcherten Knochen durchdringt, so wird auch ein evtl. vorhandener Nervus alveolaris superior medius vom Anaestheticum erreicht; im Gegensatz zu den hinteren Alveolarnerven, die vor oder bei ihrem Eintritt in den Knochen getroffen werden, wird der mittlere Nerv aber während seines Verlaufes im Knochen anästhesiert, allerdings auch noch, bevor er in den Plexus dentalis eingeht. Fragen wir uns nun nach der Lage des Eintrittsfeldes der N. alveolares superiores posteriores in den Knochen, so müssen

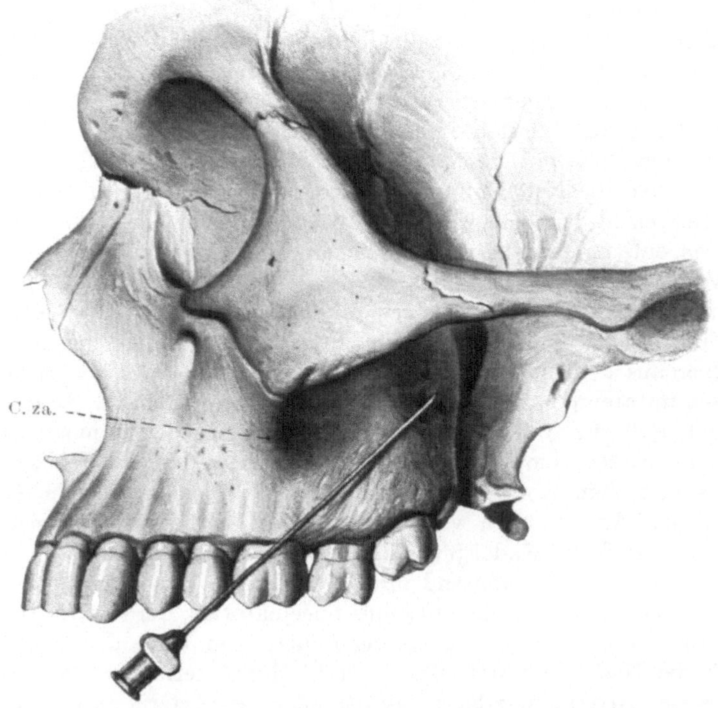

Abb. 8. Die lange Nadel in ihrer Beziehung zum Skelett bei Vornahme der Leitungsanästhesie der Nervi alveolares superiores. Die Nadelspitze liegt in der Mitte der Foramina alveolaria posteriora. Die Einstichstelle ist dort zu suchen, wo sich Nadel und Achse des II. Molaren überkreuzen. C. za. Crista zygomaticoalveolaris.

wir sagen, daß der Mittelpunkt dieses Areales im Durchschnitt 15—20 mm über dem Alveolarrande des letzten Molaren liegt. Ist nämlich der Weisheitszahn noch nicht durchgebrochen oder fehlt er, so nimmt der 2. Molar gänzlich seine Stelle in topographischer Beziehung ein, da das Längenwachstum des Kiefers sich ganz dem der Zahnreihe anschließt. Da ein Überschreiten des Maßes nur zur Folge hat, daß die Nervenfäden etwas weiter zentral vor ihrem Eintritt in den Knochen erreicht werden, so empfiehlt es sich, der Injektionsvorschrift das größere Maß zugrunde zu legen. Das Ziel unserer Injektion liegt also 20 mm über dem hinteren Ende des Alveolarrandes des letzten Molaren.

Wo soll man nun die Nadel einstechen? Hier gilt als allgemeiner Satz zunächst der, daß im hinteren Anteil des Oberkiefers eine gerade Nadel niemals senkrecht nach oben geführt werden kann, da sie auch bei weit geöffnetem

2*

Munde durch den Unterkiefer immer in eine schräg nach hinten und oben verlaufende Richtung gezwungen wird. Daraus ergibt sich aber wieder das Postulat, immer vor und unterhalb des Zielpunktes der Injektion einzustechen. In unserem speziellen Falle muß uns noch das Verhalten des Skelettes in der Wahl des Einstichpunktes bestimmen. Von der Alveole des ersten Molaren steigt nämlich eine oft stark vorspringende, immer aber tastbare Leiste gegen den Ursprung des Jochfortsatzes auf, die schon erwähnte Crista zygomaticoalveolaris. Würden wir vor ihr einstechen, so wäre sie bei dem Versuch, weiter längs des Knochens nach hinten und oben vorzudringen, ein Hindernis, das die Nadel immer seitlich abirren ließe. Daraus ergibt sich bereits, daß unser Einstichpunkt hinter dieser Leiste liegen muß, knapp hinter ihr, wenn der Weisheitszahn fehlt, im Bereiche des 2. Molaren, wenn der 3. durchgebrochen ist, und hier wieder im Gebiete der locker fixierten Schleimhaut, d. h. mindestens 10 mm über der Zahnfleischgrenze, knapp unterhalb des Fornix vestibuli.

Der Weg, den die Nadel nimmt, um vom Einstichpunkt an die Eintrittsstelle der Nerven in den Knochen zu gelangen, muß vor allem ununterbrochen am Knochen entlang führen; ein Abweichen vom Knochen ist einerseits deshalb zu vermeiden, weil eine Injektion in die Weichteile hinter dem Tuber maxillae natürlich wirkungslos bleiben muß; es birgt aber andererseits auch eine Gefahr in sich, nämlich die Verletzung des mächtigen Venengeflechtes, das sich hier aus der Tiefe der Fossa pterygopalatina längs der Schädelbasis in die Fossa infratemporalis fortsetzt, des Plexus pterygoideus. Dessen Venen sind so weit, daß eine Injektion von Flüssigkeit in sie leicht möglich ist. Es muß also die Nadel vom Augenblick des Einstiches bis zur Erreichung des Zielpunktes in stetem Kontakt mit dem Knochen bleiben. Nochmals sei die Wichtigkeit der Aspiration vor der Injektion betont, um sich davon zu überzeugen, daß die Nadelspitze nicht in einem Gefäß steckt.

Die Nadel durchsticht während ihres Vordringens längs des Knochens die Schleimhaut und die Fasern des Musculus buccinatorius, der hier an der Wurzel des Processus alveolaris seinen Ursprung findet. Am Ende der Injektion befindet sich die Nadel in unmittelbarer Nähe der Arteria alveolaris superior, eines Astes der Arteria maxillaris interna oder der Arteria infraorbitalis, ist auch vom Ursprung des letzteren Gefäßes aus dem Stamm der Maxillaris interna nicht weit entfernt.

Die Injektion muß nach dem eben Gesagten also folgendermaßen ausgeführt werden (Abb. 9). Um den hinteren engsten Anteil des Vestibulum oris zu entfalten, läßt man den Unterkiefer bei geschlossener Zahnreihe nach der Seite der Injektion möglichst weit seitlich verschieben, wodurch der aufsteigende Ast mit den Mm. temporalis und masseter, die den Raum vor allem verengen, seitlich abrückt. Dann kann die Wange mit einem Spatel oder dem Finger weit abgezogen werden. Nun tastet man die Crista zygomaticoalveolaris und sticht hinter ihr, über dem vorletzten Molaren, etwas unterhalb des Fornix vestibuli, die 0,8 mm starke, 5 cm lange Nadel ein. Dabei führt man die Spritze soweit als es nur irgendwie bei der Spannung der Wange möglich ist, quer gegen den Knochen, um ihn sofort zu erreichen und ein Eindringen in die Weichteile, am Knochen vorbei, zu vermeiden. Dann wird die Spritze so gedreht, daß sie nach oben hinten und innen gerichtet ist. Nun tastet man sich, während man gleichzeitig immer ein wenig Flüssigkeit entleert, langsam längs des Knochens nach oben und hinten, wobei man immer leichte Schwenkungen mit der Spritze ausführt, wenn man an ein Hindernis stößt. In stetem Kontakt mit dem Knochen dringt die Nadel etwa 20 mm weit vor. An dieser Stelle wird $1^1/_2$ cm³ einer $2^0/_0$igen Lösung entleert. Nach einer Wartezeit von 7 bis 8 Minuten ist die Anästhesie der Nn. alveolares superiores posteriores evtl. auch des N. alveolaris superior medius eine vollständige.

Wie weit reicht nun die anästhetische Zone? Die ausgezeichneten Untersuchungen von SCHARLAU lassen diese Frage für alle Arten der Leitungsanästhesie

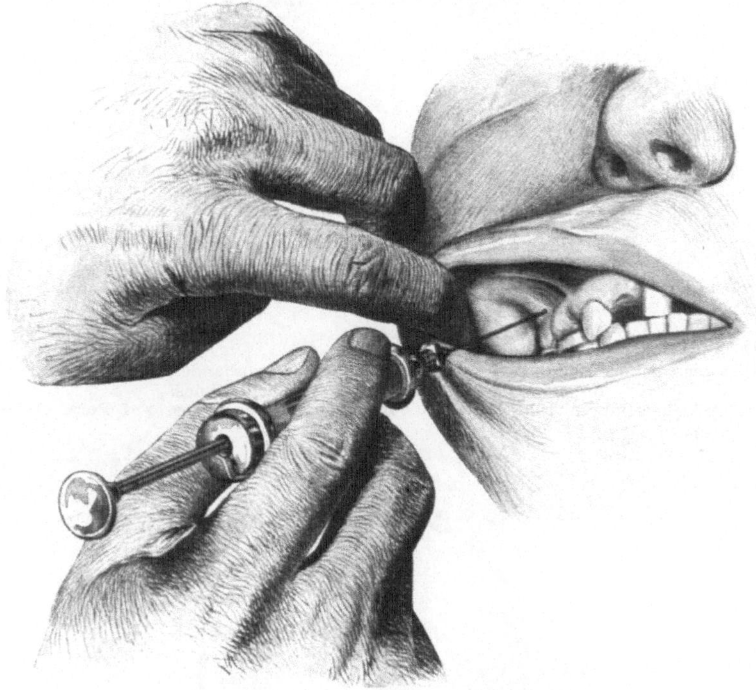

Abb. 9. Hand- und Spritzenhaltung bei Vornahme der Tuberanästhesie an der rechten Seite. Das Gebiß des Oberkiefers ist unvollständig. Es stehen J₁, C und Reste der Molaren. Zu beachten ist die maximale Abziehung der Wange und die fast quere Einstellung der Spritze.

mit Sicherheit beantworten. Anästhetisch sind nach gelungener Tuberanästhesie die Molaren und die buccale Schleimhaut in ihrem Bereiche. Während die vordere Grenze selten noch in den Bereich des 1. Molaren fällt, so daß dieser nicht völlig unempfindlich ist, reicht sie recht oft weiter nach vorne, umfaßt den 2. Prämolaren, in selteneren Fällen auch den 1. Prämolaren. Das letztere Verhalten dürfte wahrscheinlich immer auf das Vorhandensein eines N. alveolaris superior medius schließen lassen. Die Schleimhaut an der palatinalen Fläche der Molarengegend ist selbstverständlich nicht anästhesiert. Es lassen sich also nach gelungener Tuberinjektion operative Eingriffe an den Molaren, evtl. Prämolaren ausführen, die sich auf den Zahn selbst beschränken, sowie an der buccalen Schleimhaut der betreffenden Gegend. Um auch z. B. die Extraktion eines Molaren schmerzlos ausführen zu können, bedarf es noch der Anästhesie der Gaumennerven, die daher anschließend besprochen werden soll.

2. Die Leitungsanästhesie des Nervus palatinus anterior am Foramen palatinum majus.

Das Foramen palatinum majus, die Eintrittstelle des Hauptstammes der Nervi palatini in die Mundhöhle, liegt in der Naht zwischen Os maxillae und

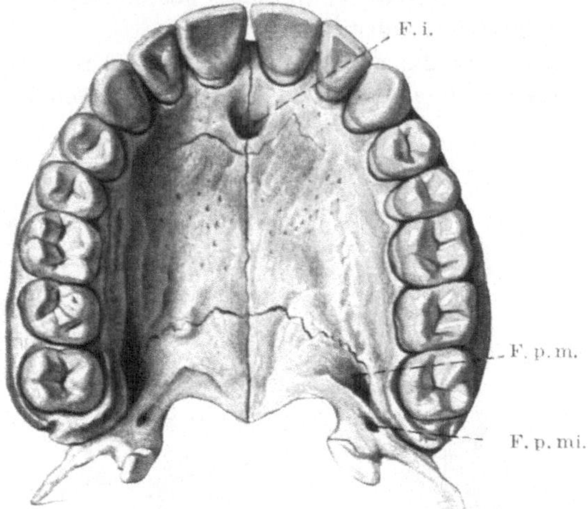

Abb. 10. Harter Gaumen von unten gesehen. Weisheitszähne vorhanden. Das Foramen palatinum
majus neben der Alveole des Weisheitszahnes.
F. p. m. Foramen palatinum majus. F. p. mi. Foramen palatinum minus. F. i. Foramen incisivum.

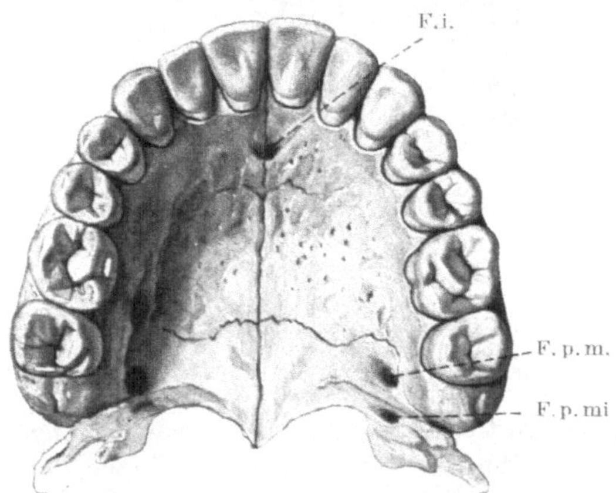

Abb. 11. Harter Gaumen von unten gesehen. Weisheitszähne fehlen. Das Foramen palatinum
majus neben der Alveole des zweiten Molaren.
F. p. m. Foramen palatinum majus. F. p. mi. Foramen palatinum minus. F. i. Foramen incisivum.

palatinum, dort, wo sie knapp medial vom Alveolarfortsatz aus der transversalen Verlaufsrichtung nach hinten abbiegt. Es liegt gerade medial von der distalen Hälfte der Alveole des letzten Mahlzahnes, gewöhnlich des 3., falls dieser noch nicht durchgebrochen ist, des 2., und zwar in der am Skelett stets scharfen Furche zwischen Gaumendach und Seitenwand, d. i. Processus alveolaris (Abb. 10 und 11). Die Schleimhaut folgt dem Knochen nicht ganz genau, kleidet vielmehr den scharfen Winkel so aus, daß er am Lebenden zu einer viel flacheren

Furche wird. Dies ist einerseits auf die allgemeine Dicke der Schleimhaut zurückzuführen, andererseits auf den Umstand, daß hier, wo mit den Nervi palatini auch die gleichnamige Arterie die Mundhöhle betritt, die Stämme der Nerven und Gefäße überdies von einem ziemlich dicken Polster lockeren, fetthaltigen Bindegewebes umhüllt sind (Abb. 12). Um die Anästhesie auszuführen, ist es nicht unbedingt nötig, das Foramen palatinum majus direkt zu erreichen, sondern es genügt, in jenes lockere Bindegewebe in der nächsten Nähe der Knochenöffnung zu injizieren, da die Flüssigkeit sich nur in diesem Bindegewebsraum verbreiten kann und daher notwendigerweise den Nervenstamm umspült. Dies kommt daher, daß sonst die Gaumenschleimhaut mit dem Periost durch straffes, fast sehniges Bindegewebe verbunden ist, das eine Verbreitung einer injizierten Flüssigkeit nur schwer zuläßt. Daher kann auch gerade als Kriterium für das Gelingen der palatinalen Leitungsanästhesie

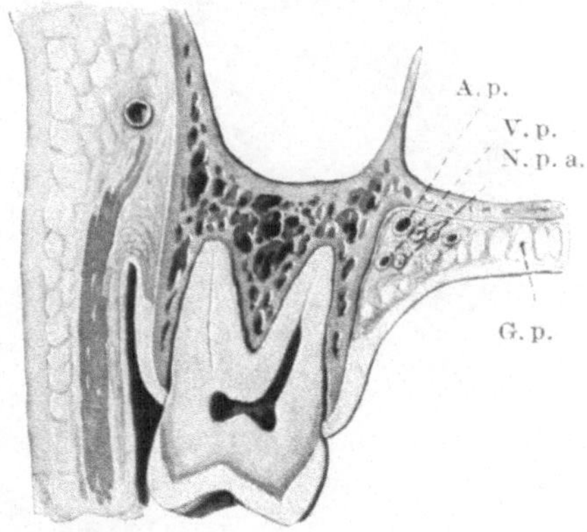

Abb. 12. Schnitt durch den entkalkten Oberkiefer entsprechend dem zweiten Molaren. Er zeigt das Polster lockeren Bindegewebes um Gefäße und Nerven des Gaumens, wodurch der scharfe Winkel zwischen Gaumendach und Alveolarfortsatz ausgeglichen wird. Der Schnitt verläuft knapp vor dem Foramen palatinum majus.
A. p. Arteria palatina. G. p. Glandulae palatinae. N. p. a. Nervus palatinus anterior (bereits in einzelne Äste zerfallen). V. p. Vena palatina.

der Umstand dienen, daß die Injektion einen verhältnismäßig geringen Druck erfordert, während sonst die Injektion in die Gaumenschleimhaut nur unter starkem Druck möglich ist.

Für die Bestimmung des Einstichpunktes ist wieder die Überlegung maßgebend, daß die Spritze nur in der Richtung nach hinten und oben geführt werden kann. Da gerade an der fraglichen Stelle die zu durchsetzende Weichteilschichte ziemlich dick ist — etwa 10—12 mm —, so ergibt sich daraus, daß man ungefähr 1 cm vor der Stelle des Foramen selbst einstechen muß, das ist also entsprechend dem vorletzten Molaren, sei es nun der zweite, wenn ein Weisheitszahn vorhanden ist, oder der erste, falls ein 3. Molar fehlt — und zwar in der Anlage fehlt oder noch nicht durchgebrochen ist. Fehlen aber die Molaren überhaupt, so fehlt damit dieser deutlichste Anhaltspunkt. Dann muß man die Grenze zwischen hartem und weichem Gaumen als Marke verwenden, die ja fast stets deutlich sichtbar ist. Diese beiden Gaumenteile setzen sich in einer geschwungenen Linie gegeneinander ab, vor der der blasse, oft einen

Stich ins Bläuliche zeigende harte Gaumen, hinter der der stets etwas dunkler rot tingierte, oft gelblich schimmernde weiche Gaumen liegt. Das Foramen palatinum majus liegt durchschnittlich etwa 5 mm vor dem hinteren Rand des

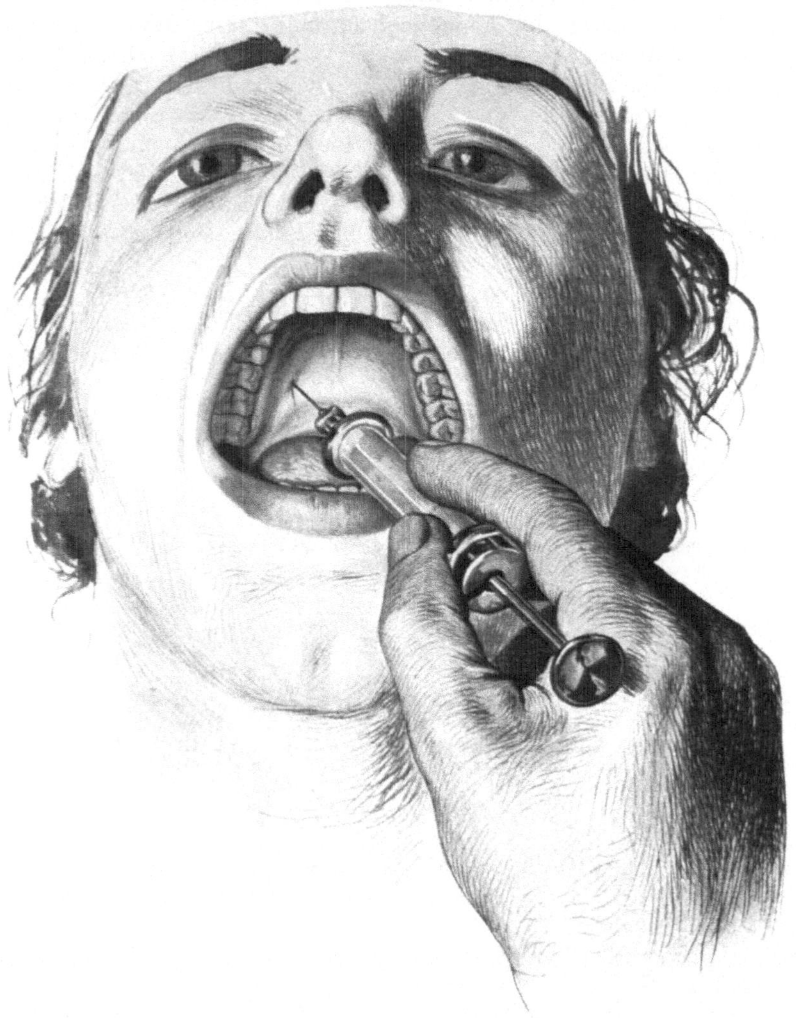

Abb. 13. Spritzenhaltung und Einstichstelle bei der Anästhesie des Nervus palatinus anterior. Die Einstichstelle liegt neben dem II. Molaren in der Furche zwischen Gaumendach und -Seitenwand, 15 mm vor der Grenze zwischen hartem und weichem Gaumen, die deutlich sichtbar ist.

harten Gaumens. Der Einstich befindet sich also etwa 15 mm vor der Grenzlinie der beiden Gaumenabschnitte. Dabei liegt er gerade an der Grenze zwischen Gaumendach und Alveolarfortsatz oder, wenn diese beiden Wandteile weniger scharf voneinander abgesetzt sind, in der tiefsten Konkavität der sie trennenden Furche.

Die dort eingestochene feine Nadel (Nr. 17 oder 18) durchsetzt die Schleimhaut und dringt in das früher beschriebene lockere Bindegewebe um die Stämme der Nerven und Gefäße ein. An dieser Stelle wird $^1/_2$ cm³ der 2 %igen Lösung injiziert. Gerade hier ist eine Gefäßverletzung nicht sehr selten, jedoch völlig harmlos.

Das anästhesierte Gebiet umfaßt nach einer Wartezeit von 5 Minuten gewöhnlich den weichen Gaumen und den allergrößten Teil der Hälfte des harten Gaumens der betreffenden Seite, und zwar Schleimhaut und Periost, aber auch die Innenfläche der Alveolarfortsatzdecke bis zum Kamm des Alveolarfortsatzes. Vorne begrenzt sich die unempfindliche Zone meist entsprechend dem Eckzahn und reicht nur selten noch in das Gebiet des kleinen Schneidezahnes. Weiter nach vorne beginnt das Innervationsgebiet des Nervus nasopalatinus.

3. Die Leitungsanästhesie der Nervi alveolares superiores anteriores im Canalis infraorbitalis.

Die Anästhesie der vorderen Alveolarnerven ist im Vergleich zu den anderen Leitungsanästhesien am Oberkiefer bedeutend schwieriger. Dies erklärt sich aus der Tatsache, daß die Nervi alveolares superiores anteriores den Stamm des Nervus infraorbitalis noch vor seinem Austritt aus dem Foramen infraorbitale, also noch während seines Verlaufes im Kanal verlassen (Abb. 1). Will man also die Anästhesie der genannten Nerven mit Sicherheit durchführen, dann genügt es nicht, die Lösung, wie es früher geschah, an das Foramen infraorbitale zu bringen, da man sonst damit rechnen muß, daß entweder der aufgewendete Druck oder Diffusion das Anaestheticum in den Kanal selbst hineinbringt. Von einer sicheren Methode muß vielmehr gefordert werden, daß die Nadel in den Kanal, und zwar zumindest 6—8 mm weit in den Kanal eingebracht wird, so daß das Depot die Nervi alveolares superiores anteriores selbst noch erreicht. Um hierfür eine Methode zu finden, muß zunächst die Lage des Foramen infraorbitale und der Verlauf des Endstückes des Canalis infraorbitalis genau untersucht werden. Das Foramen infraorbitale liegt an der facialen Oberfläche der Maxilla etwa $^1/_2$ cm unterhalb des Margo infraorbitalis, der als deutlicher Wulst auch am Lebenden stets tastbar ist. Und zwar liegt es gerade unterhalb jener Stelle, an der Os maxillae und zygomaticum, die beide den Unteraugenhöhlenrand aufbauen helfen, in einer Naht zusammenstoßen (Abb. 14). Die Naht führt nach den Knochen, die sie verbindet, den Namen Sutura zygomaticomaxillaris. Diese Naht ist bei den meisten Personen an jener Stelle, an der sie den Margo infraorbitalis erreicht, als eine mehr weniger scharfe Vorragung im Verlaufe des sonst stumpfen Knochenrandes zu tasten. In diesen Fällen ist also die Lokalisation des Foramen infraorbitale keinen Schwierigkeiten unterworfen. Anders ist es jedoch, wenn diese Nahtstelle sich bei grazilem Skelettbau dem Tasten entzieht.

Aus dem außerordentlich komplizierten Verfahren, das CIESZYŃSKI angibt, um die Projektion des Foramen infraorbitale auf die Haut zu ermitteln, möchte ich nur das eine Maß anführen, daß sich die Öffnung etwa einen halben Zentimeter nach innen von der Vertikalen befindet, die man durch die Pupillenmitte beim Blick nach geradeaus fällt. Hält man sich dabei vor Augen, daß die Weichteilsdicke eingerechnet, das Foramen ungefähr 0,75 cm unterhalb des Margo

infraorbitalis gelegen ist, so läßt sich aus diesen beiden Angaben das Foramen
recht gut und für unsere Zwecke mit vollständig genügender Genauigkeit lokalisieren. Der Einfachheit halber kann man auch folgenden Handgriff benützen.
Man legt den Zeigefinger an den Nasenrücken des Patienten und läßt ihn parallel
mit sich selbst am seitlichen Abhang der Nase herabgleiten, bis er die Furche
zwischen Nasenseitenwand und vorderer Gesichtsfläche mit seinem Rand
berührt, wobei seine Fingerkuppe an den Margo infraorbitalis angelegt wird.
Zieht man nun in derselben Lage des Fingers denselben um etwa $^3/_4$ cm abwärts,

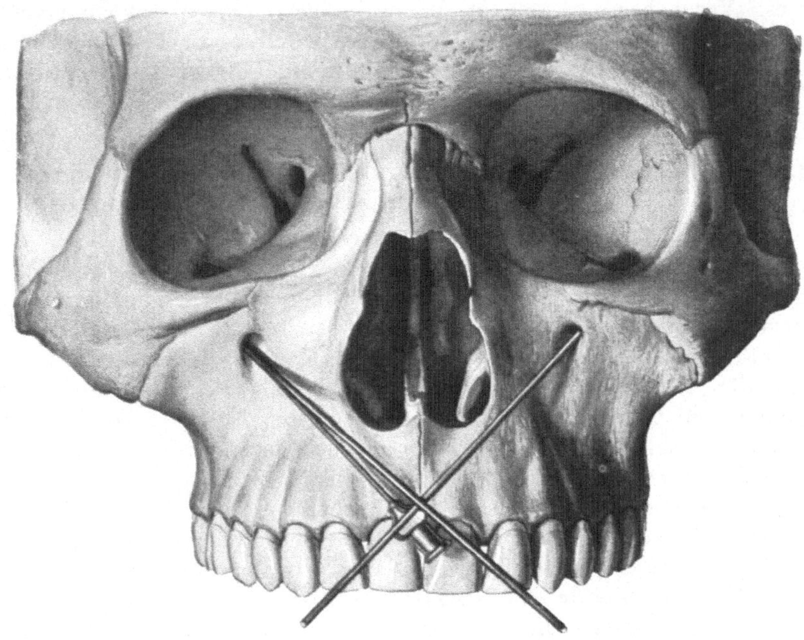

Abb. 14. Schädel in der Ansicht von vorne. In die Endstücke der beiden Canales infraorbitales
wurden Sonden eingeführt, die die Richtung des Kanals nach vorne innen und unten fortsetzen.
Sie kreuzen sich vor und unter der Spina nasalis anterior. In den rechten Kanal wurde überdies
eine lange Nadel in der Richtung eingeführt, die sich nach der weiter unten beschriebenen intraoralen Methode ergibt. Der Einstich erfolgt in der Ebene zwischen I. und II. Schneidezahn im
Fornix vestibuli, 1 cm vor dem Knochen. Man sieht, wie gut Richtung der Nadel und Sonde
übereinstimmen.

dann deckt seine Fingerkuppe das Foramen infraorbitale. Diese ganze Bewegung läßt sich, wenn man sie nur einmal genau durchführt, ganz automatenhaft
vornehmen, und erlaubt es, mit einem Griff sozusagen das Foramen infraorbitale mit annähernder, aber genügender Genauigkeit zu fixieren.

Weiters müssen wir die Verlaufsrichtung des Canalis infraorbitalis, besonders
in seinem Endstück feststellen. Hier weicht der Kanal in doppelter Weise
vom gerade vor-rückwärts gerichteten Verlauf ab. Er wendet sich nämlich
im Verlaufe nach vorne etwas nach unten und gleichzeitig ziemlich stark
nach innen, so zwar, daß sich die verlängerten Achsen der beiden Kanäle
nicht weit vor und unterhalb der Spina nasalis anterior schneiden würden
(Abb. 14). In diese Achsenrichtung muß natürlich die Spritze eingestellt
sein, wenn die Nadel in den Kanal ungehindert eindringen soll. Die Spritze

muß also, um dies nochmals zu betonen, nach hinten oben und außen gerichtet sein. Diese Richtung kann in idealer Weise nur bei der percutanen Anästhesie erreicht werden, wie sie zuerst von KNEUCKER und in jüngster Zeit von CIES-ZÝNSKI angegeben wurde. Sie läßt sich aber in genügender Weise auch erzielen durch die von mir angegebene Modifikation der intraoralen Anästhesie im Canalis infraorbitalis.

a) Die percutane Methode.

Entweder durch Tasten der Sutura zygomaticomaxillaris oder durch die Pupillenvertikale wird die Frontalebene des Foramen festgelegt, in der es dann etwa $^3/_4$ cm unterhalb der Margo infraorbitalis zu finden ist. Endlich läßt sich auch hier der früher beschriebene Handgriff anwenden. Etwas medial und unterhalb des fixierten Punktes wird nun eingestochen und die Nadel unter Entleerung weniger Tropfen der Lösung zuerst bis an den Knochen geführt, wobei die Richtung der Spritze nach hinten und leicht nach oben und außen zeigt. Nur selten trifft man direkt in das Foramen, was man daran erkennt, daß man ohne knöchernen Widerstand zu fühlen, weiter als 10 mm in die Tiefe dringen kann. Trifft man aber unter der Haut und Subcutis auf Knochen, dann entleert man hier neuerdings ein wenig Flüssigkeit und tastet nun vorsichtig und möglichst systematisch das kleine in Betracht kommende Knochenfeld ab, bis man mit der Nadel in die Tiefe fällt. Dann dringt man unter fortgesetzter Injektion etwa 10 mm weit in den Kanal ein und entleert zuletzt noch 0,5 cm³ der Lösung, so daß im ganzen etwa 1 cm³ verbraucht wird. Man verwendet hierzu die Nadel Nr. 17 oder 18. Die anästhetische Zone soll nach Beschreibung der intra-oralen Methode geschildert werden.

b) Die intraorale Methode.

Hier sind natürlich dem Bestreben, die Nadel dem Kanalverlauf gleich-zurichten, Schranken gezogen durch die Grenzen des Vestibulum oris. Da dieses bei weitem nicht in die Höhe des Foramen infraorbitale reicht, so ist vor allem die nur geringe Abweichung von der Horizontalen, die der Kanal zeigt, in der Richtung der Nadel übertrieben wiedergegeben, da die Nadel, auch wenn man im Fornix vestibuli einsticht und direkt auf das Foramen zielt, doch recht steil nach hinten und oben weist. Dagegen gelingt es leicht, der Abweichung nach innen, die der Kanal in seinem Verlaufe nach vorne zeigt, auf die von mir angegebene Art mit der Nadel zu folgen.

Die Kanalmündung liegt durchschnittlich in der Vertikal-Projektion des ersten Prämolaren. In dieser Ebene ist nach den früheren Methoden der Ein-stichpunkt gelegen. Dann aber divergieren Richtung der Nadel und Richtung des Kanals sehr stark, da erstere nach oben und hinten, letztere aber nach oben, hinten und außen verläuft. Um diese Divergenz so gut als möglich aus-zugleichen, verlege ich den Einstichpunkt nach innen, in die Ebene zwischen erstem und zweitem Schneidezahn. Für die Wahl des Einstichpunktes ist aber weiters noch die Erwägung maßgebend, daß die Nadel so wenig steil als möglich geführt werden soll, damit auch in dieser Richtung — im Verlauf von vorne unten nach hinten oben — die Richtung von Nadel und Kanalachse annähernd zur Übereinstimmung gebracht werden können. Zu diesem Zwecke ist es not-wendig, bei möglichst weit abgehobener Oberlippe erstens recht hoch im Vesti-bulum oris, also im Fornix vestibuli und dann auch nicht hart am Knochen,

sondern in einiger Entfernung davon, in die Weichteile einzustechen. Dadurch
erreicht man, daß die Nadel, wenn sie sofort die Richtung auf das Foramen
infraorbitale nimmt, nur mäßig steil nach oben und hinten, gleichzeitig aber
auch nach außen gerichtet ist.

Bei dieser Nadelführung gelingt es leicht, die Nadel recht weit in den Kanal
selbst einzuführen, mindestens auf eine Tiefe von 6—8 mm, die ja vollkommen
genügt, um die Abgangsstelle der Nervi alveolares superiores anteriores vom

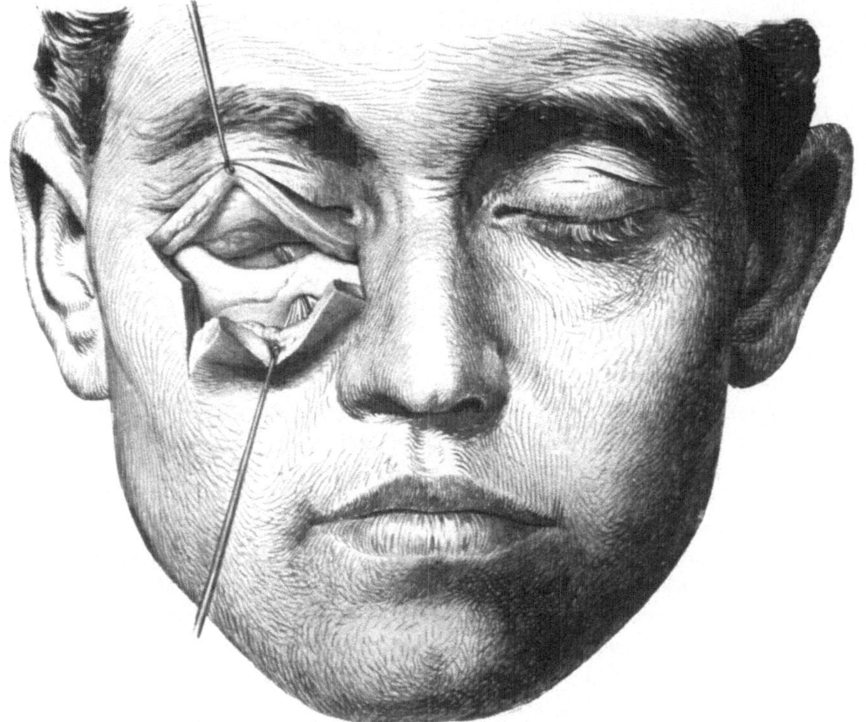

Abb. 15. An einem Schädel wurde die lange Injektionsnadel in der unten angegebenen Art vom
Vestibulum oris aus eingestochen und in den Canalis infraorbitalis eingeführt. Sodann wurde einerseits das Foramen infraorbitale mit dem Nerven, andererseits durch Aufmeißelung von der Orbita
her der Canalis infraorbitalis freigelegt. Man sieht die Nadel neben den Nervenästen im Foramen
infraorbitale verschwinden; ihr Endstück ist im Canalis infraorbitalis etwa 12 mm hinter seiner
Mündung sichtbar. An dieser Stelle war der Kanal noch durch kräftigen Knochen von der Orbita
geschieden; diese Knochendecke setzt sich noch weiter gegen die Tiefe fort.

Nervus infraorbitalis zu erreichen (Abb. 15). Überdies wird ja in diesem Falle,
wenn die Nadel bei der Injektion tief im Kanal liegt, die Flüssigkeit durch den
Druck ohnehin noch tiefer in den Kanal vorgepreßt. Ein Bedenken mag gleich
hier entkräftet werden. Ist nicht ein Eindringen der Nadel in die Orbita leicht
möglich? Da die Nadel bei der intraoralen Injektion immer steiler aufwärts
geführt wird, als der Kanal selbst verläuft, so ist die Nadel im Kanal gegen
seine obere Wand gerichtet. Diese Wand ist nun in der überwiegenden Mehrzahl
der Fälle viel weiter knöchern ausgebildet, als die Nadel bei unserer Methode
in den Kanal eindringen kann. So stößt die Nadel denn, wenn sie weit genug
vorgeschoben wird, endlich an die knöcherne Decke des Canalis infraorbitalis.

Beschränkt man aber den Weg im Kanal auf höchstens 10 mm, dann kann die Nadel auch dann nicht in die Orbita eindringen, wenn der Knochen nur im allervordersten Kanalanteil die Decke bilden würde. Ein Eindringen 10 mm weit in den Kanal vom Foramen infraorbitale an gerechnet, ist aber andererseits für das Gelingen der Anästhesie der N. alveolares superiores anteriores völlig zureichend.

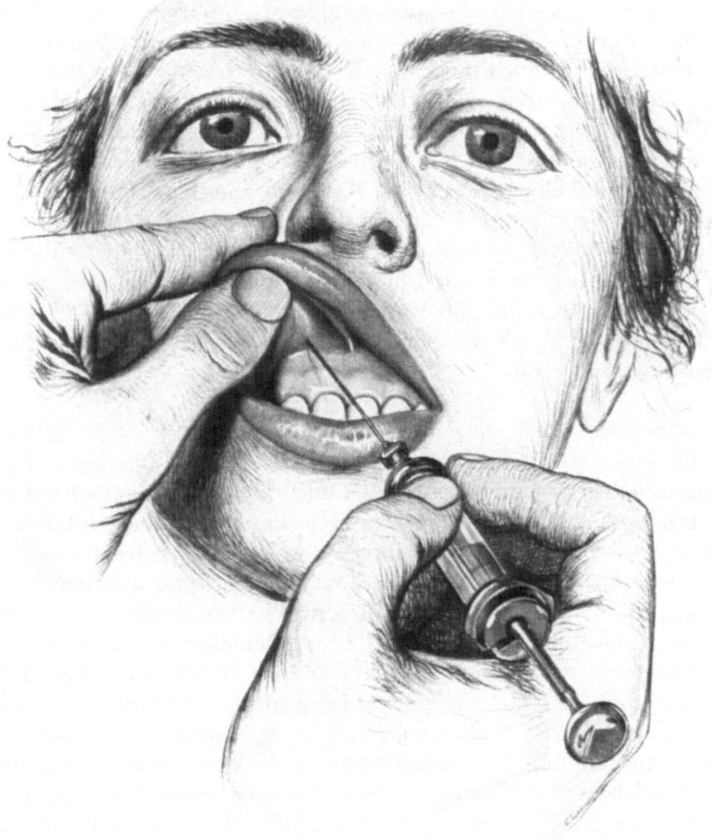

Abb. 16. Handhaltung und Spritzenführung bei der Injektion in den Canalis infraorbitalis der rechten Seite. Der Zeigefinger der linken Hand liegt mit der Spitze dem Foramen infraorbitale auf. Zieht man die Pupillenvertikale, so erkennt man, daß die Stelle des Foramen etwa 5 mm einwärts von dieser Ebene liegt. Die Nadel wird zwischen I. und II. Schneidezahn eingestochen, und zwar vor dem Knochen, und ist gegen die Kuppe des linken Zeigefingers gerichtet.

Des genaueren stellt sich die Technik der Injektion unter Anwendung eines von BÜNTE und MORAL angegebenen Handgriffes folgendermaßen dar (Abb. 16). Mit dem Zeigefinger wird zunächst die Stelle des Foramen, die man nach einer der vorhin beschriebenen Methoden aufgesucht hat, fixiert. Dabei nimmt man bei der Injektion auf der rechten Seite des Patienten den linken, bei der Injektion auf der linken Seite des Patienten den rechten Zeigefinger und führt die Spritze jeweils mit der anderen Hand. Dadurch vermeidet man

Überkreuzungen der Arme, die die Aktionsfreiheit hemmen, wogegen das Führen der Spritze mit der linken Hand leicht erlernt werden kann. Mit dem Daumen derselben Hand, deren Zeigefinger fest dem Foramen infraorbitale aufliegt, zieht man bei geschlossener Zahnreihe die Oberlippe soweit als möglich nach vorne und oben ab. Nun sticht man die mit der langen Nadel armierte Spritze zwischen der Wurzelspitze des ersten und des zweiten Schneidezahnes in die Übergangsfalte ein, und zwar so, daß der Einstich noch in die Lippenweichteile, etwa 1 cm v o r dem Knochen, erfolgt. Die Nadel nimmt s o f o r t die Richtung nach dem Foramen infraorbitale und wird langsam vorgestoßen bis ihre Spitze unter dem tastenden Finger den Knochen erreicht. Jetzt werden einige Tropfen der Lösung entleert, um die weiteren Manipulationen schmerzlos zu gestalten. Man tastet nun mit der Nadelspitze das kleine in Betracht kommende Knochenareale ab, das von der Kuppe des Zeigefingers gedeckt ist, und fühlt deutlich den Augenblick, in dem die Nadel in die Kanalöffnung eindringt. Dieser Moment ist meist etwas schmerzhaft, da jetzt die Nadel mit dem Stamm des hier austretenden Nervus infraorbitalis in Kontakt kommt. Unter immerwährender Injektion von ein wenig Flüssigkeit dringt man nun noch mindestens 6, höchstens 10 mm weit in den Kanal vor und injiziert, am Ziel angelangt, noch etwa 0,5 cm³ der 2%igen Lösung. Nach einer Wartezeit von 7—10 Minuten ist die Anästhesie eine volle.

Das anästhetische Gebiet nach Injektion in den Canalis infraorbitalis umfaßt nicht nur die Ausbreitung der Nn. alveolares superiores anteriores, sondern auch die des Nervus infraorbitalis und zeigt dementsprechend folgende Grenzen: Die äußere Haut ist anästhetisch im Gebiet des unteren Augenlides mit Ausnahme seines äußeren Anteiles, weiters der Seitenfläche der Nase mit Ausnahme der Nasenspitze, der Hälfte der Oberlippe und der Wange bis zu einer Linie, die etwa vom äußeren Augenwinkel in einem nach außen konvexen Bogen zum Mundwinkel zieht. Lippenschleimhaut und Schleimhaut des Vestibulum oris sind ebenfalls unempfindlich, gewöhnlich bis hinter den 2. Prämolaren; daß hier die Grenze variiert, ergibt sich schon aus dem, was über die Ausbreitung der Tuberanästhesie gesagt wurde. Die Grenze kann bei kleinster Ausdehnung des anästhetischen Gebietes hinter dem Caninus, bei größter Ausdehnung im Bereiche des 1. Molaren verlaufen. Am häufigsten jedoch begreift sie die Prämolarengegend in sich. Dementsprechend sind auch die anästhesierten Zähne variabel. Die Regel ist, daß von der Mittellinie bis zum 2. Prämolaren einschließlich die Zähne betäubt sind. Die Fälle, in denen die Prämolaren frei sind, sind die selteneren. In bezug auf das Verhalten des großen Schneidezahnes muß an das erinnert werden, was über die Anastomosen des Plexus dentalis superior und inferior in der Medianebene gesagt wurde. Dieses Übergreifen der Nervenfasern auf die kontralaterale Seite macht es begreiflich, daß in vielen Fällen auch bei tadellos gelungener Infraorbitalanästhesie der erste Schneidezahn nur unterempfindlich, nicht aber unempfindlich ist. Einige Tropfen, hart an der Medianebene, gleichgültig auf welcher Seite injiziert, helfen diesem Defekt sofort ab. Eine zweite Einschränkung wird im nächsten Kapitel beschrieben.

Die Gefahren der Injektion sind sehr geringe. Es besteht natürlich die Möglichkeit, auf dem Wege durch die Gesichtsweichteile, die Arteria maxillaris externa und die Vena facialis anterior zu verletzen, die beide von der Nadel gekreuzt werden. Wir wissen aber, daß Gefäße einer vordringenden Nadel gerne ausweichen (Schwierigkeiten der intravenösen Injektion!!), besonders wenn während des Vorschiebens injiziert wird. Dann ist natürlich auch am Kanaleingang und im Kanal die Arteria infraorbitalis und die begleitende Vene gefährdet. Diese Gefäßverletzungen, die gewiß hie und da vorkommen und die sich, wenn sie eine Arterie betreffen, in einer durch das Adrenalin bewirkten maximalen Kontraktion des Gefäßes und daher totalen Anämie seines Versorgungsgebietes manifestieren, sind aber niemals von irgendwelchen ernsten Folgen begleitet. Im schlimmsten Falle entsteht ein Hämatom und dadurch die für alle Suffusionen charakteristische Verfärbung der Haut, die bald spurlos schwindet. Überdies haften diese Gefahren nicht nur dieser Methode, sondern jeder anderen ebenso an. Ein Eindringen in die Orbita ist, wie erwähnt, nicht zu befürchten; sollte es einmal doch dazu kommen, dann ist zwar die Injektion höchstwahrscheinlich erfolglos, aber auch sonst keinerlei Gefahr für den Patienten gegeben. Höchstens könnte es zu einer vorübergehenden Lähmung eines Augenmuskelnerven kommen (Ramus inferior des N. oculomotorius), die sich in einem rasch vorübergehenden Doppeltsehen äußern würde. Wie gesagt, ist aber dieser Zufall, wenn man die Injektionsregeln befolgt, so gut wie ausgeschlossen. Nur darf man niemals die Kontrolle des auf das Foramen aufgelegten Zeigefingers aufgeben. Denn sonst wäre es möglich, daß man zu hoch kommt und dann statt in das Foramen über den Margo infraorbitalis hinweg in die Orbita eindringt. Dies hat zwar auch keinerlei Schädigungen zur Folge, nur ist selbstverständlich die Injektion vergebens. Ein Ödem des Unterlides durch die injizierte Flüssigkeit zeigt diesen Fehler sofort an. Er ist unbedingt zu vermeiden, wenn man durch den aufgelegten Zeigefinger die Richtung der Nadel kontrolliert.

4. Die Leitungsanästhesie des Nervus nasopalatinus.

a) Die intraorale Methode.

Der N. nasopalatinus Scarpae, einer der Nervi nasales posteriores septi, läuft längs der Nasenscheidewand schräg vor- und abwärts und tritt beiderseits in den Canalis incisivus ein (Abb. 3). Da die beiden knöchernen Canales incisivi, die in der Nasenhöhle getrennt jederseits neben der Scheidewand beginnen, in ihrem Verlauf durch den harten Gaumen sich zu einem unpaaren Kanal vereinigen, der mit dem unpaaren Foramen incisivum ausmündet, sind auch die beiden Nervi nasopalatini in ihrem weiteren Verlauf nur mehr durch Bindegewebe geschieden. Es besteht also die Möglichkeit, durch eine Injektion in das Foramen incisivum beide Nervi nasopalatini zu erreichen und zu anästhesieren. Die Stelle vor dem Foramen incisivum wird am Lebenden markiert durch die in der Medianlinie knapp hinter den mittleren Schneidezähnen gelegene Papilla palatina oder incisiva, die eine spindelförmige oder birnförmige glatte, derbe Vorwölbung der Gaumenschleimhaut darstellt. In diese Papille müßte man einstechen, wenn man bei einer Nadelrichtung nach hinten und oben in den Canalis incisivus eindringen wollte. So leicht dies auch gelingt, möchte ich mich doch der Meinung FISCHERS u. a. anschließen, die dieser Injektion widerraten. Der Schmerz beim Einstich und bei der Injektion

in das straffe und sehr nervenreiche Gewebe ist nämlich unverhältnismäßig
groß. Dabei ist das Gebiet, welches durch die Injektion an den Nervenstamm
ausgeschaltet würde, so klein, daß eine Hälfte auch durch eine infiltrierende
Anästhesie von ihrem Mittelpunkt aus leicht anästhesiert werden kann. Es
reicht nämlich beiderseits von der Medianlinie bis zur Verbindungslinie der
vorderen Eckzahnränder, selten etwas weiter nach hinten, manchmal nur bis
an den zweiten Schneidezahn. Sticht man daher die feine Nadel hinter (palatinal) dem kleinen Schneidezahn etwa 10 mm von seinem Zahnfleischrand
entfernt ein und injiziert dort $^1/_4$ cm³ der Lösung, dann ist durch diese Infiltrationsanästhesie das Gebiet des Nervus nasopalatinus der einen Seite völlig
ausgeschaltet. So erspart man die schmerzhafte Injektion in das Foramen
incisivum, ohne die Wirkung der Anästhesie zu verschlechtern.

Ist aber wegen entzündlicher Vorgänge die Infiltrationsanästhesie kontraindiziert, dann läßt sich die Ausschaltung des N. nasopalatinus auch folgendermaßen erreichen. Man sticht knapp neben der Papilla palatina auf der
gesunden Seite ein und dringt nach oben und innen gegen die Mündung des
Canalis incisivus vor. Die Injektion weniger Tropfen genügt zur Anästhesierung
der Endstücke beider Nervi nasopalatini.

b) Die intranasale Methode.

Die Anastomose, die den Nervus nasopalatinus bei seinem Eintritt in den
Canalis incisivus mit dem Plexus dentalis superior verbindet, leitet manchmal Fasern des ersteren zu den Pulpen und zur apikalen Umgebung der oberen
Schneidezähne. So können diese Zähne nach OTTO HOFER trotz beider-
seitiger Infraorbitalanästhesie sensibel bleiben. HOFER schlägt daher für
solche Fälle, ebenso für die Wurzelspitzenamputation der oberen Incisivi,
wenn die gebräuchliche Anästhesie unvollkommen bleibt, die intranasale
Anästhesie des N. Scarpae vor, bei der der Nerv knapp vor seinem Eintritt
in den Canalis incisivus erreicht wird.

Diese Stelle befindet sich etwa 20 mm vom hinteren Ende des Septum
mobile nasi am Nasenboden hart neben dem Septum. Diese Stelle läßt sich
fast immer leicht feststellen, da sie an der Grenze der in die Nasenhöhle leicht
vorgewulsteten Pars incisiva gegen die Pars maxillaris des Nasenhöhlenbodens
sich findet. Aber selbst wenn dieser Wulst fehlt, findet sich hier eine Einziehung
der Schleimhaut, der nach vorne und unten gerichtete Recessus nasopalatinus nach SCHWALBE, der den Eingang in den Canalis incisivus markiert.

Die Schleimhaut an der Injektionsstelle, die sich gerade über dem als Beginn
des Kanales gefundenen Punkte am Septum nasi selbst befindet, ist sehr zart
und mit dem Periost straff verwachsen. Diesen Verhältnissen muß man nach
HOFER dadurch Rechnung tragen, daß man die Nadelspitze kurz schleift, da
sonst bei dem Eindringen der langgespitzten Nadel ein Teil der schrägen Aus-
flußöffnung außerhalb der Schleimhaut verbleibt und die Flüssigkeit abrinnt.
Ebenso muß ein stärkerer Druck bei der Injektion vermieden werden, da die
Schleimhaut leicht reißt.

Die Technik der Injektion gestaltet sich nach HOFER folgendermaßen: Man
legt zunächst 10% Alypin- oder Cocaintupfer rechts und links in den unteren
Nasengang, um die Einstichstelle zu anästhesieren. Nach einigen Minuten

sucht man sich, unter Spreizung der Nasenöffnung mit dem Speculum, die Stufenbildung oder den Recessus nasopalatinus auf. In die Septumschleimhaut wird nun die lange, aber kurzgespitzte Nadel möglichst senkrecht eingestochen und vorsichtig etwa 1 cm³ der Lösung eingespritzt. Wartezeit etwa 10 Minuten.

Übersicht über die Leitungsanästhesien an den Nervenstämmen des Oberkiefers.

Überblickt man die bisher dargestellten Methoden der Leitungsanästhesien am Oberkiefer, so erscheint es zunächst wichtig, diese Methoden so zu ordnen, daß man von der Aufgabe der Anästhesie eines bestimmten Zahnes oder eines bestimmten Kieferanteiles ausgeht und dazu die geeignete Methode angibt. Dabei ist vorausgesetzt, daß entweder entzündliche Erscheinungen an der Schleimhaut oder die Notwendigkeit, mehrere Zähne zu anästhesieren, die Wahl der Stammanästhesie an Stelle der Plexusanästhesie entschieden haben.

Für zwei Gebiete läßt sich diese Frage leicht und einfach beantworten und zwar für die Molaren und den entsprechenden Kieferanteil einerseits, für die Frontzähne (Schneidezähne und Eckzahn) und den ihnen zugehörigen Knochen mit seinen Decken andererseits.

Hat man die Aufgabe, die Molaren oder einen von ihnen zum Zwecke eines nur auf den Zahn beschränkten Eingriffes zu anästhesieren, dann leistet dies die Leitungsanästhesie am Tuber, also die Ausschaltung der Nervi alveolares superiores posteriores. Soll auch der zugehörige Kieferanteil mitanästhesiert werden, z. B. zur Extraktion der Molaren, dann wird neben der Anästhesie am Tuber maxillae noch jene am Foramen palatinum majus ausgeführt.

Hat man die Aufgabe, Schneidezähne und Eckzahn einer Seite zu betäuben, um sie z. B. zu devitalisieren, dann erschöpft sich diese Aufgabe in der Leitungsanästhesie im Canalis infraorbitalis, da dort die Nn. alveolares superiores anteriores ausgeschaltet werden. Nur muß meistens eine lokale Injektion knapp an der Mittellinie die Anästhesie komplettieren wegen des Übertretens von Nervenfasern aus dem Plexus dentalis der anderen Kieferhälfte. Soll auch in diesem Gebiet der Alveolarfortsatz mit seinen deckenden Weichteilen un= empfindlich gemacht werden, dann ist neben der infraorbitalen die Anästhesie des vom Nervus nasopalatinus versorgten Gebietes völlig ausreichend, da diese infiltrierende Injektion auch das Gebiet palatinal vom Eckzahn anästhesiert, selbst wenn dieser Bezirk der Schleimhaut noch dem Nervus palatinus anterior zugehörig ist.

Etwas komplizierter ist die Beantwortung der Frage nach der Leitungsanästhesie, die das Prämolarengebiet ausschaltet. Wir haben ja gehört, daß dieses Gebiet variabel einmal den hinteren (besser dem ihnen angeschlossenen mittleren), ein andermal den vorderen Alveolarnerven zugehörig ist. Der häufigere Fall ist aber zweifellos der, daß die Nn. alveolares superiores anteriores die Prämolaren versorgen. Es ist deshalb am besten, folgenden Weg einzuschlagen. Man macht die Anästhesie der Nn. alveolares superiores anteriores im Canalis infraorbitalis und prüft nun nach der üblichen Wartezeit von etwa 8 oder 10 Minuten die Sensibilität des 2. Prämolaren. Ist sie — was, wie gesagt, in der Minderzahl der Fälle vorkommt — noch erhalten, so muß die Anästhesie am Tuber nachgeholt werden. Dann ist naturgemäß der ganze Plexus dentalis superior ausgeschaltet und die Anästhesie aller Zähne des Oberkiefers erreicht.

Um auch Alveolarfortsatz und Schleimhaut der Prämolarengegend vollständig unempfindlich zu machen, muß noch die Leitungsanästhesie am Foramen palatinum majus durchgeführt werden.

Handelt es sich endlich darum, den ganzen Oberkiefer einer Seite zu anästhesieren, z. B. um sämtliche Zahnwurzeln zu extrahieren, dann verläuft der Eingriff folgendermaßen: Leitungsanästhesie am Tuber, im Canalis infraorbitalis, am Foramen palatinum majus und die Infiltration der vom N. nasopalatinus versorgten Schleimhaut resp. intranasale Nasopalatinusanästhesie. Dazu kommt noch die Injektion neben der Medianlinie wegen der kontralateralen Nervenfasern. Schon die Kompliziertheit dieses Verfahrens läßt den Wunsch nach einem einfacheren aufkommen; dieses wird zur Notwendigkeit, wenn man überlegt, daß ausgedehntere entzündliche Prozesse nicht nur die Plexusanästhesie, sondern auch evtl. die Stammsanästhesie am Oberkiefer unmöglich machen können. Es gilt dies besonders für die Tuberinjektion· bei phlegmonösen Prozessen in der Molarengegend. Will man in diesen Fällen nicht die allgemeine Narkose anwenden, so ist man gezwungen, die Anästhesie außerhalb der Mundhöhle vorzunehmen; man muß in solchen Fällen die Leitung des 2. Astes des Trigeminus unterbrechen, der am Foramen rotundum aus der Schädelhöhle in die Fossa pterygopalatina austritt, um hier sofort in seine Zweige zu zerfallen. Im Gegensatz zu BÜNTE und MORAL bin ich der Ansicht, daß dieses Verfahren für viele Fälle das einfachere, für viele überdies das einzig mögliche ist und will daher auch diese Methode einer genauen Besprechung unterziehen.

5. Die Leitungsanästhesie des 2. Trigeminusastes in der Fossa pterygopalatina.

Um dieses Verfahren zu verstehen, müssen wir uns zunächst über die Anatomie und die topographischen Beziehungen jener Knochenhöhle orientieren, die als Verteilungsgebiet des 2. Astes des Trigeminus das Ziel unserer Injektionsnadel darstellt. Es ist dies, wie schon erwähnt, die Fossa pterygopalatina (Abb. 17). Diese Grube stellt einen recht engen Raum dar, der an seinem oberen Ende verbreitert ist, mit seinem unteren Ende aber allmählich verschmälert in den Canalis pterygopalatinus ausläuft. Ihre knöchernen Grenzen sind folgende: Die hintere Wand wird von der Vorderfläche des Processus pterygoideus des Keilbeins gebildet, welche Fläche den Namen Facies sphenomaxillaris führt. Die vordere Wand ist der mediale Anteil des Tuber maxillae, während die innere Wand von der senkrechten Lamelle des Os palatinum gebildet wird. Eine äußere Wand fehlt, an ihrer Stelle führt zwischen Flügelfortsatz des Keilbeins und Tuber maxillae ein Spalt aus der Fossa infratemporalis in die Fossa pterygopalatina, der Hiatus sphenomaxillaris. Er wird unten durch die Anlagerung des Processus pterygoideus des Keilbeins und Processus pyramidalis des Gaumenbeins an das Tuber maxillae abgeschlossen, oben durch die Wurzel des großen Keilbeinflügels gedeckt. Der Inhalt der Fossa pterygopalatina ist das Endstück der Arteria maxillaris interna und der Beginn der Ramifikation des 2. Trigeminusastes, eingehüllt in lockeres fetthaltiges Bindegewebe. Aus der Verteilung von Nerv und Gefäß ergibt sich die Art der Kommunikationen, die aus der Fossa in die umgebenden Schädelhöhlen führen.

Der Stamm des 2. Trigeminusastes gelangt durch das Foramen rotundum — besser den Canalis rotundus — aus der mittleren Schädelgrube in den obersten

Anteil der Flügelgaumengrube (Abb. 2). Er entsendet dort kurze Nervenfäden nach unten, die sich mit dem Nervus pterygoideus Vidii zum Ganglion sphenopalatinum vereinigen. Dieser Nerv, der die motorische und sympathische Wurzel des Ganglions führt, gelangt unterhalb und einwärts vom Foramen rotundum durch den Canalis pterygoideus Vidii in die Fossa pterygopalatina. Zum Teil direkt, zum Teil durch Vermittlung des Ganglions, verlassen den

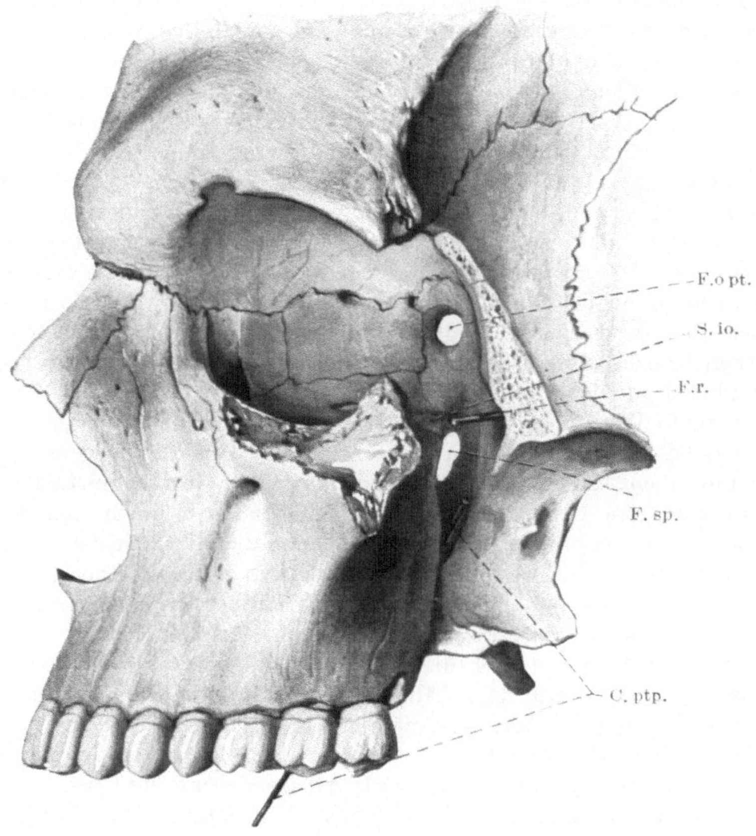

Abb. 17. An einem Schädel wurde das Jochbein aus seiner Naht-Verbindung mit Stirnbein und Oberkiefer gelöst und vom Keilbein durch einen Sägeschnitt getrennt, der noch ein Stück des großen Keilbeinflügels mitnahm. Dadurch ist die Fossa pterygopalatina weit eröffnet. Durch den Canalis rotundus und Canalis pterygopalatinus wurden Sonden eingeführt.
C. ptp. Canalis pterygopalatinus (sondiert). F. opt. Foramen opticum. F. r. Foramen rotundum (sondiert). F. sp. Foramen sphenopalatinum. S. io. Sulcus infraorbitalis.

2. Trigeminusast folgende wichtige Äste. 1. Die Nervi nasales posteriores laterales et septi, unter den letzteren der Nervus nasopalatinus Scarpae, gelangen durch das Foramen sphenopalatinum in die Nasenhöhle. Dieses durchbricht die innere Wand der Fossa, d. h. das Os palatinum in seinem obersten Anteil. 2. Die Nervi palatini verlaufen steil abwärts und vorwärts und ziehen im Canalis pterygopalatinus, der Fortsetzung der Fossa pterygopalatina, nach unten, wo sie durch die Foramina palatina majus et minora die Mundhöhle

erreichen. 3. Der Nervus infraorbitalis gelangt aus der Fossa pterygopalatina durch den Hiatus sphenomaxillaris nach außen und tritt, in eine Furche am oberen Rande des Tuber maxillae eingebettet, sogleich durch die Fissura infraorbitalis in die Augenhöhle, an deren Boden er zuerst im Sulcus, weiter vorne im Canalis infraorbitalis bis an das Foramen infraorbitale nach vorne verläuft (Abb. 1).

Die Zugänglichkeit der Fossa pterygopalatina, mithin des Stammes des 2. Trigeminusastes, ist rein anatomisch eine mehrfache. Von rhinologischer Seite (FEIN) wurde der Weg durch das Foramen sphenopalatinum versucht. Von der Mundhöhle aus ist die Grube einmal erreichbar, wenn es gelingt, an der Hinterwand des Tuber maxillae nach oben und innen bis zum Hiatus sphenomaxillaris vorzudringen. Diese Methode ist nicht empfehlenswert. Erstens muß man aus dem hintersten, unzulänglichsten Winkel der Mundhöhle bis fast an die Schädelbasis gehen, was gewiß bedenklich ist. Zweitens bedarf es aber zur Ausführung dieser Injektion einer gebogenen Injektionsnadel. Der Gebrauch einer solchen ist aber, meiner Meinung nach, gänzlich zu verwerfen. Die Orientierung in der Tiefe ist bei Verwendung gebogener Nadeln immer sehr erschwert, wenn nicht unmöglich. Ein Abirren der Nadelspitze ist kaum zu vermeiden. Endlich aber ist es fast unmöglich, mit einer solchen Nadel die in der Tiefe gelegenen Knochenflächen abzutasten, gerade letzteres aber halte ich für das Um und Auf für das Gelingen einer tiefen Injektion.

Der dritte Weg führt durch die Orbita. An einzelnen Schädeln sieht man beim Einblick in die Orbita von vorne her in der Tiefe das Foramen rotundum etwas über dem Niveau des Orbitalbodens in einer durchschnittlichen Distanz von 45 mm vom Orbitaleingang. Unmittelbar nach innen und oben, vom Foramen rotundum oft nur durch eine 2—3 mm dicke Knochenspange getrennt, findet sich das mediale weite Ende der Fissura orbitalis superior. Schon dieser Umstand läßt den orbitalen Weg bedenklich erscheinen, da ein Abirren in die obere Augenhöhlenspalte vor allem die Gefahr mit sich bringt, in den Sinus cavernosus einzudringen, der die Arteria carotis interna beherbergt. Zudem ist aber in einer Anzahl von Fällen — nach HÄRTEL $11^0/_0$ — nach meinen eigenen Erfahrungen jedoch viel häufiger ($60^0/_0$) — das Foramen durch eine zu enge Fissura orbitalis inferior (besser ausgedrückt: durch den zu hoch nach oben ragenden oberen Rand des Tuber maxillare, der mit der Crista infraorbitalis des großen Keilbeinflügels die Fissura orbitalis inferior bildet) der Zugänglichkeit von vorne her entzogen, während in der Richtung der Injektion in diesen Fällen das innere Ende der Fissura orbitalis superior erscheint. Diese Unsicherheit läßt es also geraten erscheinen, auch auf diesen Zugang zur Fossa pterygopalatina zu verzichten.

Der vierte gefahrlos gangbare Weg führt von der Wange aus, entlang dem Tuber maxillae durch den Hiatus sphenomaxillaris in die Flügelgaumengrube. Dabei trifft die Nadel, die unterhalb des Jochbogens eingestochen wird, in einer Tiefe von etwa 3 cm das Tuber maxillae, gleitet ihm entlang tiefer und tritt sodann in einer Tiefe von 4—5 cm durch den Hiatus in die Fossa pterygopalatina. Am vorteilhaftesten erscheint die von RATTEL angegebene Methode, abgesehen von der Wahl des Einstichpunktes.

RATTEL bestimmt als Einstichpunkt den Schnittpunkt einer Vertikalen, die den äußeren Orbitalrand tangiert, mit dem unteren Jochbeinrand (Abb. 18).

Die Nadelrichtung weist nach innen und leicht nach oben. Die Nadel gleitet,
wie früher beschrieben, an der Hinterwand des Tuber maxillae entlang. Nun
dringt sie entweder direkt in die Fossa pterygopalatina ein oder sie trifft, wenn
das Tuber maxillae besonders kräftig vorgewölbt ist, hinter dem Eingang
in die Fossa auf die laterale Lamelle des Processus pterygoideus. Dies erkennt
man daran, daß sich die Nadel dann leicht längs dieser Fläche nach hinten verschieben läßt. Zieht man in einem solchen Falle die Nadel etwas zurück und
läßt sie in veränderter Richtung wieder vordringen, so daß ihre Spitze weiter

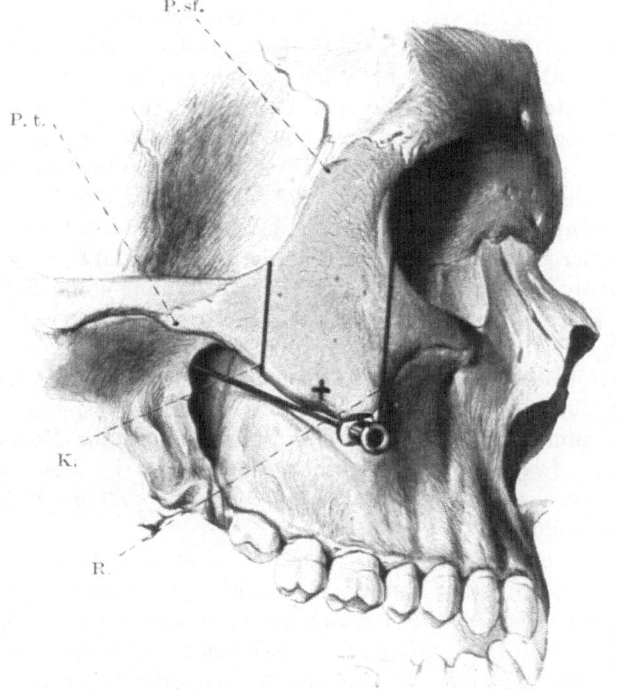

Abb. 18. Nadelrichtung bei Injektion in die Fossa pterygopalatina. Die vordere Linie (R) ist die
Tangente, die vertikal an den äußeren Orbitalrand gezogen wird. Ihr Schnittpunkt mit dem unteren
Jochbeinrand gibt den Einstichpunkt nach RATTEL an. In dem abgebildeten Falle deckt er sich
mit dem Einstichpunkt nach BRAUN, der im Winkel zwischen Jochbein und Maxilla gelegen ist.
Die hintere Linie (K) ist die Vertikale vom oberen Jochbeinwinkel; an ihrem unteren Ende der
Einstichpunkt nach KANTOROWICZ. Die mit einem Kreuz bezeichnete Stelle markiert die Mitte
zwischen dem Einstich nach BRAUN und KANTOROWICZ und ist unser Einstichpunkt.
K. Einstichpunkt nach KANTOROWICZ. R. Einstichpunkt nach RATTEL. P. sf. Processus sphenofrontalis des Jochbeins. P. t. Processus temporalis des Jochbeins.

nach vorne gedreht ist, dann gelingt es meist, in die Fossa einzudringen. Die
Nadelspitze liegt durchschnittlich über der Mitte der Grube. Die Entfernung
von der Haut beträgt etwa 4—5 cm.

Da der Einstichpunkt RATTELS oft nach vorne bis in den Winkel fällt, der
von Jochbein und Maxilla gebildet wird (Abb. 18) und dann zu oft ein stärker
entwickeltes Tuber maxillae das Eindringen in die Grube erschwert, empfiehlt
es sich, den Einstichpunkt folgendermaßen zu bestimmen. Man tastet oberen
und unteren Rand des Jochbeines genau ab; so findet man erstens den Winkel

zwischen horizontalem und vertikalem Jochbeinfortsatz (Processus temporalis und sphenofrontalis), den man durch eine Vertikale auf den unteren Jochbeinrand projiziert (Kantorowicz) (Abb. 18). Zweitens tastet man am unteren Rand den Winkel zwischen Jochbein und Maxilla (Braun). Gerade in der Mitte zwischen beiden Punkten wird eingestochen.

Die Injektion wird zweckmäßig so vorgenommen, daß man nach Sterilisation der Haut durch Jodanstrich zunächst das Einstichgebiet mit der feinen Subcutannadel durch intracutane Injektion weniger Tropfen anästhesiert, um den Einstich mit der 1 mm starken, 8 cm langen Leitungsnadel schmerzlos zu gestalten. Auch am Wege wird Flüssigkeit entleret, und zwar vor allem beim Auftreffen und Weitergleiten am Tuber maxillae. In die Fossa pterygopalatina selbst werden 2 cm³ der 2%igen Lösung eingespritzt.

Der letzte, fünfte Weg, der in mancher Beziehung der einfachste ist, erreicht die Fossa pterygopalatina vom Foramen palatinum majus aus durch den Canalis pterygopalatinus. Er wurde 1921 von Ubaldo Cassba in Buenos-Aires und unabhängig von ihm von Otto Hofer 1922 angegeben. Die Topographie des Foramen palatinum majus wurde bereits beschrieben. In schräg nach hinten und oben geneigter Richtung führt der Canalis pterygopalatinus von hier in die Flügelgaumengrube (Abb. 17 C. ptp.). Die Entfernung vom Foramen palatinum bis zum Foramen rotundum beträgt nach Hofer am Skelett etwa 3,5 cm. Hofer gibt folgende Technik an: „Man sucht die Lage des Foramen palatinum majus nach den früher gegebenen Anregungen festzustellen, setzt mit einer dünnen Nadel ein Injektionsdepot ungefähr am Ausgangspunkt des Flügelgaumenkanals, nimmt dann eine etwa 4,5 cm lange dünne Nadel und führt sie ohne Spritze etwa 4 cm tief ein, richtet die Nadel in dieser Höhe etwas nach hinten, setzt die Spritze auf und injiziert eine größere Menge 1%iger Novocainsuprareninlösung".

Nach einer Wartezeit von etwa 15 Minuten — da es sich ja auch hier meist um eine perineurale Injektion handelt — ist das Gebiet des 2. Trigeminusastes völlig anästhetisch. Die Anästhesie erstreckt sich demnach auf den ganzen Oberkiefer der betreffenden Seite mit hartem und weichem Gaumen, auf den rückwärtigen Bezirk der Nasenhhöhle und auf die Wangenhaut, Haut des unteren Augenlides und der Nasenseitenfläche sowie auf die Haut und Schleimhaut der Oberlippe. Dazu kommt ein variabel großer Hautbezirk der vorderen Schläfengegend (N. zygomaticotemporalis).

Bei der Ausführung der Injektion ist immer eine Möglichkeit in Betracht zu ziehen, daß nämlich Flüssigkeit durch die Fissurae orbitales in die Augenhöhle eindringt. Die Folge davon können Anfälle von Doppeltsehen sein, wenn irgend ein Augenmuskelnerv gelähmt wird. Diese Anfälle gehen natürlich rasch und prompt zurück, doch ist es immer gut, vor Ausführung der Injektion den Patienten auf die Möglichkeit und auf die Harmlosigkeit eines solchen Zufalles aufmerksam zu machen. Von Gefäßverletzungen käme die der Art. maxillaris interna oder ihrer Endäste in Betracht. Für sie gilt das schon früher Gesagte, daß nämlich erstens Arterien der vordringenden Nadel ausweichen, und daß zweitens die Verletzungen ernste Folgen niemals zeigen.

Die Injektion in die Fossa pterygopalatina, die natürlich wie jede andere absolut steriles Arbeiten erfordert, ist eine außerordentlich wirksame Anästhesie, die mit einem Schlage den ganzen Oberkiefer unempfindlich macht. Sie ist daher indiziert — wenn ich nur das zahnärztliche Fach betrachte — einmal bei Operationen, die den ganzen Oberkiefer betreffen (Ausräumung sämtlicher Wurzeln, große Zysten), weil man so die vierfache Injektion bei peripherer Leitungsanästhesie ersparen kann. Dann aber ist die perkutane Methode die einzig mögliche Anästhesierungsmethode bei entzündlichen Prozessen schwerer Natur, die eine intraorale Leitungsanästhesie, z. B. am Tuber oder am Gaumen unmöglich machen. Sie ist dabei einfach durchzuführen, viel einfacher, als es vielleicht auf den ersten Blick erscheint und erfordert nur ein genaues anatomisches Studium, besonders am Skelett und vor allem Tastversuche mit der Nadel am Skelett. Sie sollte meiner Meinung nach viel mehr geübt werden, als dies bis jetzt geschieht.

II. Die Stammanästhesie am Unterkiefer.

Die Leitungsanästhesie am Unterkiefer ist im allgemeinen einfacher als die am Oberkiefer. Denn hier ist es möglich, den Nervenstamm, der sämtliche Rami alveolares abgibt, den N. alveolaris inferior (der also dem N. infraorbitalis des Oberkiefers zu vergleichen ist) selbst leicht zu erreichen, so daß mit einer Injektion alle Zahnnerven ausgeschaltet werden können. Allerdings ist damit so wenig wie im Oberkiefer die betreffende Kieferhälfte anästhesiert. Erstens überkreuzen auch hier Nervenfasern die Mittellinie, so daß die Anästhesie auch der Zähne allein im Bereiche der Incisivi bereits einer Hypästhesie Platz macht, wenn wir eine gelungene Anästhesie des N. alveolaris inferior durchgeführt haben. Zweitens wird aber die Schleimhaut an der gesamten Innenfläche des Unterkiefers von den Rami alveolares des N. lingualis versorgt, während ein Teil der Schleimhaut an der Außenfläche dem N. buccinatorius zugehört. Um also die eine Kieferhälfte — Zähne, Alveolarfortsatz und dessen Bedeckung — unempfindlich zu machen, müssen N. alveolaris inferior, N. lingualis und Nervus buccinatorius anästhesiert werden und überdies die die Mittellinie kreuzenden Fasern des kontralateralen Alveolarnerven ausgeschaltet werden.

1. Die Leitungsanästhesie des Nervus alveolaris inferior.

Zwei Wege sind es, welche uns die Ausschaltung der Unterkiefernerven erlauben: der intraorale und der percutane. Die einfachere Methode ist unzweifelhaft die percutane. Sie ist weiters wegen der Möglichkeit, die Injektionsstelle an der äußeren Haut zu sterilisieren, der intraoralen Methode überlegen. Daß trotzdem fast immer die intraorale Injektion ausgeführt wird, erklärt sich aus dem Widerstand, den die meisten Patienten einem extraoralen Eingriff entgegensetzen. Da es aber Fälle gibt, in denen nur die percutane Methode anwendbar ist, z. B. bei einer Kieferklemme, so bin ich der Meinung, daß man beide Methoden kennen muß, um dann, wenn die eine kontraindiziert erscheint, nicht in Verlegenheit zu geraten. Es sollen daher auch beide Methoden als gleichberechtigt dargestellt werden.

Noch ein Punkt mag wiederholt werden, der es uns erklärt, daß die Leitungsanästhesie des N. alveolaris inferior so besondere Wichtigkeit hat und deshalb auch so oft Gegenstand eingehender Studien war. Es ist dies die Unmöglichkeit, bei der früher beschriebenen Struktur des Knochens der Mandibula

im Bereiche der Molaren und Prämolaren des Unterkiefers eine Plexusanästhesie
mit Sicherheit durchzuführen. Ist an anderen Stellen die Stammanästhesie
nur durch eventuelle entzündliche Veränderungen an der betreffenden Kiefer-
stelle indiziert, die eine lokale Einspritzung ausschließen, so ist im Unterkiefer
mit Ausnahme der Frontzähne von vornherein nur die Stammanästhesie anzuwenden. Sie wird für die Anästhesie der Molaren am N. alveolaris inferior
über dem Foramen mandibulare, für die der Praemolaren eventuell auch
durch das Foramen mentale ausgeführt.

a) Die intraorale Methode.

Um das Ziel der Injektion festzulegen, müssen wir zunächst den
Unterkiefer und die Beziehungen
des Nervus alveolaris inferior zum
Knochen einer genauen Besprechung
unterziehen. Wir finden hier durch

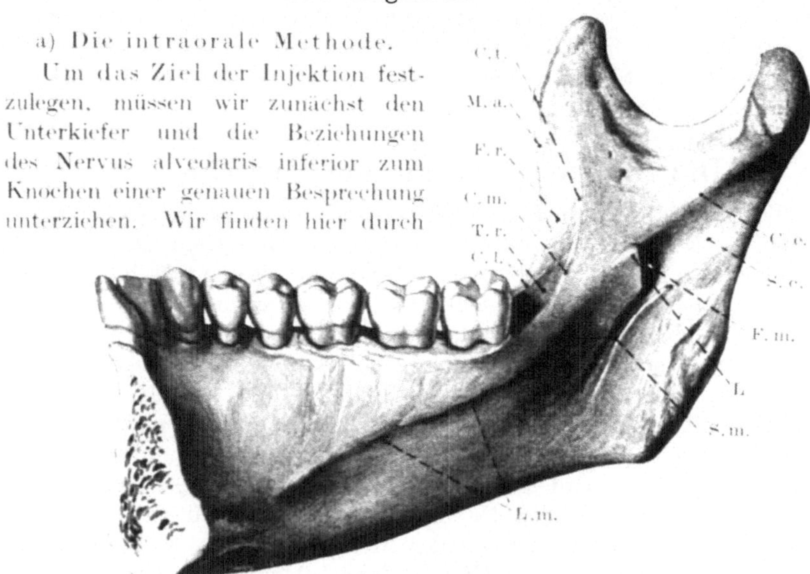

Abb. 19. Unterkiefer. Rechte Hälfte von innen gesehen.
C. c. Crista colli mandibulae. C. l. Crus laterale, C. m. Crus mediale der: C. t. Crista temporalis mandibulae. F. M. Foramen mandibulare. F. r. Fovea retromolaris. L. Lingula. L. m. Linea mylohyoidea.
M. a. Margo anterior des Ramus mandibulae. S. c. Sulcus colli mandibulae. [S. m. Sulcus
mylohyoideus. T. r. Trigonum retromolare.

die Literatur der letzten Zeit vor allem in bezug auf die Nomenklatur eine
ziemliche Verwirrung eingerissen, die ihre Schäden hauptsächlich darin hat,
daß gewisse Namen eine völlig falsche Vorstellung von Beziehungen einzelner
Gebilde zum Knochen erwecken müssen. Aus diesem Grunde und nicht vielleicht aus irgendeiner kleinlichen Neuerungssucht habe ich vor kurzem den
Versuch gemacht, die Nomenklatur sinngemäß zu reformieren. Wir wenden
uns zunächst zur Beschreibung des aufsteigenden Astes der Mandibula, der ja
das Skelett der fraglichen Region bildet (Abb. 19).

Der vordere Rand des Astes, in seinem weiteren Verlaufe der vordere Rand
des Processus coronoideus läuft außerhalb der Zahnreihe vorbei schräg vorwärts und abwärts an der Außenfläche des Kieferkörpers aus. Naturgemäß ist
nur die am Kieferkörper als stumpfe Leiste oft bis nahe an das Foramen mentale zu verfolgende Erhabenheit als Linea obliqua zu bezeichnen. Was
sich hinter der letzten Alveole als freier Rand senkrecht erhebt, ist korrekt
nur mit dem Namen Margo anterior des Ramus mandibulae zu benennen. Über

die Beschaffenheit des Processus coronoideus an seiner Spitze, über die Incisura mandibulae und den Processus coronoideus ist hier nichts zu sagen.

An der Innenfläche des Processus coronoideus zieht nun, nahe der Spitze beginnend, eine stumpfe Leiste abwärts, die sich weiter unten gewöhnlich stärker erhebt, dabei mit dem vorderen Rand des Astes nach unten etwas divergiert. Im Niveau der Zahnreihe teilt sie sich in einen inneren und einen äußeren Schenkel, die je in den inneren und äußeren Rand des Alveolarfortsatzes übergehen und dabei zwischen sich ein dreieckiges rauhes Knochenfeld einschließen, das vorne vom letzten Mahlzahn begrenzt ist. Diese eben beschriebene Leiste wird in der anatomischen Literatur gewöhnlich als Crista buccinatoria angeführt, eine Name, der deshalb unlogisch ist, weil die Ansatzlinie des gleichnamigen Muskels diese Leiste zwar überkreuzt, ihr aber nicht in der ganzen Länge folgt; gerade die letztere Vorstellung wird aber durch diesen Namen erweckt. Noch weniger ist natürlich diese Leiste als Produkt der Kraftwirkung des Musculus buccinatorius aufzufassen, worauf aber auch der Name Crista buccinatoria in Analogie mit anderen Namen hinzudeuten scheint.

In der zahnärztlichen Literatur wurde für dieselbe Leiste der Name Linea obliqua interna eingeführt und dann die eigentliche Linea obliqua einschließlich des vorderen Astrandes als Linea obliqua externa bezeichnet. Daß diese letzte Bezeichnung unkorrekt ist, wurde bereits früher erwähnt und mit ihr fällt natürlich auch der Name Linea obliqua interna. Erst durch EISLER erhielt die Leiste einen korrekten, logischen Namen, nämlich Crista temporalis mandibulae. Der Musculus temporalis inseriert nicht nur an jener Linie, die in den landläufigen Beschreibungen immer wiederkehrt, nämlich von der Tiefe der Incisura mandibulae über die Spitze des Processus coronoideus und längs des vorderen Kieferastrandes abwärts bis in Niveau des Alveolarfortsatzes. Er findet vielmehr außerdem mit einer vom Hauptanteil deutlich geschiedenen tiefen Sehnenportion seine Anheftung eben an der früher beschriebenen Leiste, die nichts anderes ist als das Produkt der hier angreifenden Zugwirkung des Muskels.

Die beiden Leistenschenkel, in welche die Crista temporalis mandibulae nahe dem letzten Mahlzahn zerfällt, können als ihr Crus mediale und laterale bezeichnet werden; das dreieckige Knochenareale zwischen den Crura und dem letzten Mahlzahn ist das Trigonum retromolare.

Zwischen vorderen Rand des Processus coronoideus und Crista temporalis setzt sich jene Furche fort, die an der Außenfläche des Kieferkörpers zwischen Processus alveolaris und Linea obliqua beginnt. Sie ist die Grube, die von BÜNTE und MORAL den Namen Fovea retromolaris erhalten hat.

Ungefähr in der Mitte der Innenfläche des Astes, durchschnittlich in der Höhe der Kauflächen der unteren Molaren, bei Kindern (unter 12 Jahren) etwas tiefer gelegen, findet sich das Foramen mandibulare, an seiner vorderen oberen Zirkumferenz flankiert von einem außerordentlich variabel ausgebildeten Knochenfortsatz, der Lingula mandibularis. Sie ist oft scharf zungenförmig, frei vorragend, oft nur als Verdickung des vorderen Randes des Kanaleinganges erkennbar. An der hinteren Umrandung des Loches beginnt eine feine, scharf begrenzte Furche, die nach vorne und unten zieht — Sulcus mylohyoideus.

Am medialen Pol des Condylus mandibulae beginnt nun eine stumpfe Knochenleiste, die über das Collum mandibulae absteigt, vor dem Foramen gewöhnlich mit der Erhebung des Lingulaursprungs verschmilzt und sich dann, flacher geworden, abwärts und vorwärts verfolgen läßt. Schließlich geht sie gewöhnlich in jenen Knochenwulst über, der unter dem hinteren Ende des Processus alveolaris beginnt und bis zur Mitte des unteren Kinnrandes abwärts zieht und nach dem Ansatz des Musculus mylohyoideus als Linea mylohyoidea bezeichnet wird. Die Leiste selbst, die bisher beim Menschen unbekannt war, kann nach ihrem Verlauf als Crista colli mandibulae bezeichnet werden. Sie ist der Ausdruck der trajektoriellen Knochenstruktur. In ihr ziehen nämlich jene Spongiosabälkchen, die beim Kieferschluß die Druckbelastung im Gebiet des Alveolarfortsatzes auffangen und gegen den Kondylus leiten, wo der Druck auf die Schädelbasis übertragen wird. Hinter der Crista colli sinkt der Knochen zu einer furchenartigen Vertiefung ein, die von Spee als Sulcus nervi mandibularis bezeichnet wurde und seit der Arbeit Seidels praktisch eine große Rolle spielt. Wie noch später auseinandergesetzt werden wird, hat der Nervus alveolaris inferior keinerlei direkte Beziehung zu dieser Furche, zu welcher Vorstellung aber der Name von Spee irrtümlicherweise oft genug Veranlassung gab. Gerade die Betonung der Furche hat auch verhindert, daß der Leiste, die ich als Crista colli beschrieben habe, Beachtung geschenkt wurde, obwohl sie es ist, die als primäres Gebilde erst die Bildung der Furche bedingt. Dafür sprechen außer dem strukturellen Verhalten der Leiste auch vergleichend anatomische Befunde.

Der Sulcus colli mandibulae — wie man den Sulcus nervi mandibularis besser benennt — wird nach hinten und unten öfters durch eine feine Linie begrenzt, welche das rauhe Ansatzfeld des Musculus pterygoideus internus oben zum Abschluß bringt — Linea pterygoidea.

Die ganze Innenfläche des Kieferastes sieht aber, wie bekannt, nicht rein nach innen, sondern zugleich nach hinten; und zwar ist dieser Winkel, den sie mit der Sagittalebene bildet, ein individuell variabler. Dieser Umstand ist deshalb von Wichtigkeit, weil wir die Nadelrichtung der Einstellung der Knochenfläche anpassen müssen.

Von den beschriebenen Reliefeigentümlichkeiten des Kieferastes sind vom Vestibulum oris aus der vordere Rand des Astes und seine Fortsetzung, die Linea obliqua, ferner die Crista temporalis mandibulae ohne weiteres zu tasten. ebenso natürlich die zwischen ihnen gelegene Fovea retromolaris. Aber auch die Crista colli läßt sich tasten, allerdings nicht mit dem Finger, wohl aber bei der Vornahme der Injektion mit der Spitze der Nadel, wenn diese in bestimmter Weise über die Innenfläche des Astes gleitet.

Wir müssen nun nach Besprechung des Skelettes den Verlauf des Nervus alveolaris inferior einer genaueren Betrachtung unterziehen (Abb. 20). Der dritte Ast des Trigeminus, Ramus mandibularis, zerfällt, wie bekannt, knapp nach seinem Austritt durch das Foramen ovale in seine Äste. Nach außen wenden sich die motorischen Fasern für Musculus masseter, temporalis, pterygoideus externus und der sensible Nervus buccinatorius. Nach hinten zieht, mit seinen zwei Ursprungsbündeln die Arteria meningea media umfassend, der N. auriculotemporalis, um hinter dem Kiefergelenk vorbei ins Gesicht zu gelangen. Innen, dem Stamm angelagert, findet sich das Ganglion oticum, von dem außer den

feinen Verbindungszweigen zu fast allen Nerven der Umgebung, der Nerv
für den Musculus pterygoideus internus, den Musculus tensor veli palatini
und Musculus tensor tympani abgehen.

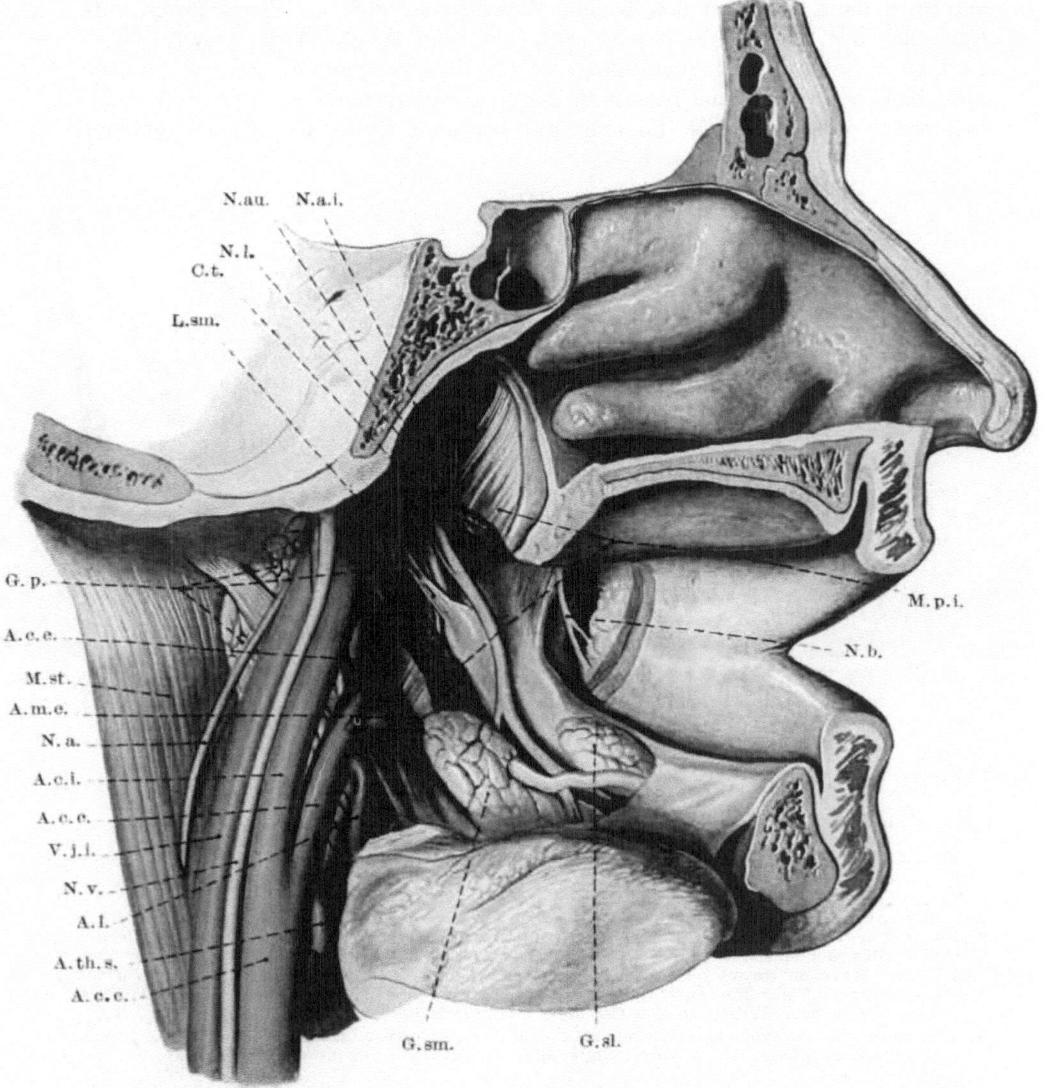

Abb. 20. An der linken Schädelhälfte wurde nach Entfernung des weichen Gaumens, des Pharynx
und der Wirbelsäule mit ihren Muskeln die Verzweigung des III. Trigeminusastes und die benachbarten Gefäße und Nerven präpariert. Die Zunge ist abwärts geschlagen. Aus dem Musculus pterygoideus internus ist ein Stück ausgeschnitten, um die an seiner Außenfläche verlaufenden Nerven
zu zeigen.
A. c. c. Arteria carotis communis. A. c. e. Arteria carotis externa. A. c. i. Arteria carotis interna.
A. l. Arteria lingualis. A. m. e. Arteria maxillaris externa. A. th. s. Arteria thyreoidea superior.
C. t. Chorda tympani. G. p. Glandula parotis. G. sl. Glandula sublingualis. G. sm. Glandula
submaxillaris. L. sm. Ligamentum sphenomandibulare. M. p. i. Musculus pterygoideus internus.
M. st. Musculus sternocleidomastoideus. N. a. Nervus accessorius. N. a. i. Nervus alveolaris inferior.
A. au. Nervus auriculotemporalis. N. b. Nervus buccinatorius. N. l. Nervus lingualis. N. v. Nervus
vagus. V. j. i. Vena jugularis interna.

Abwärts wenden sich der Nervus lingualis und der Nervus alveolaris inferior. Beide liegen zunächst hart nebeneinander, vorn der N. lingualis, hinten der N. alveolaris inferior, zuerst an der Innenfläche des Musculus pterygoideus externus, dann zwischen den beiden Musculi pterygoidei. Weiter unten entfernt sich der N. lingualis immer mehr von dem N. alveolaris inferior, da er nach vorne abbiegt. Hier empfängt er die Chorda tympani, die, von hinten und oben kommend, an der Innenseite des N. alveolaris vorbeizieht (auch Abb. 2). Schließlich kommt der N. lingualis am vorderen Rand des M. pterygoideus

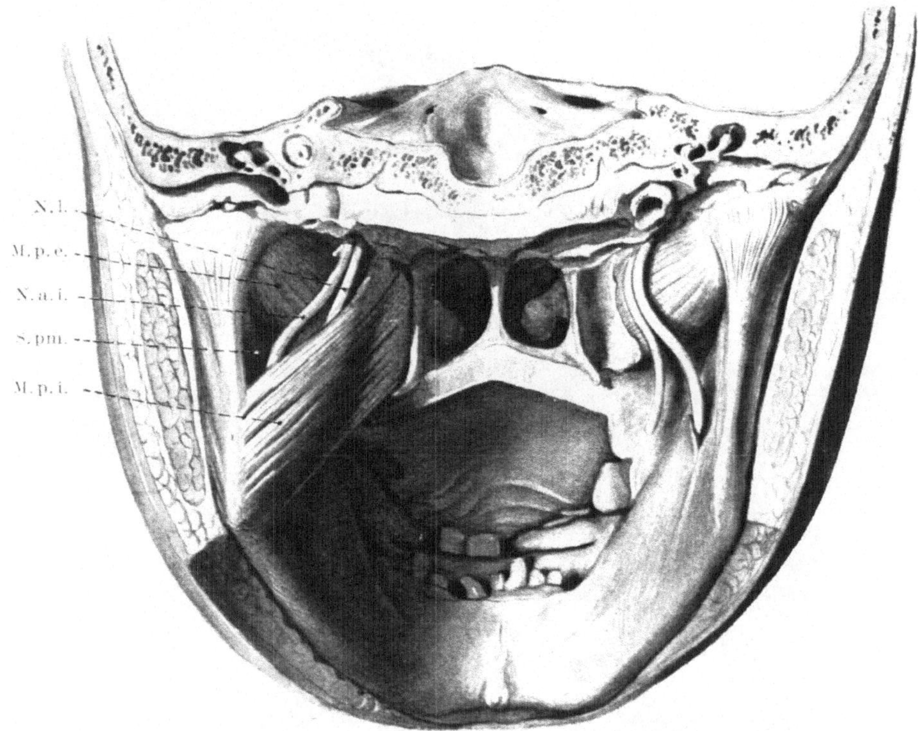

Abb. 21. An einem Schädel wurde knapp hinter den Kiefergelenken ein Frontalschnitt geführt und an der vorderen Hälfte die Flügelmuskeln und der N. alveolaris inferior präpariert. Rechts wurde überdies der Musculus pterygoideus internus entfernt, um den Nerven bis zu seinem Eintritt in den Knochen freizulegen. Man beachte vor allem den S-förmig geschwungenen Verlauf des N. alveolaris inferior um den M. pterygoideus externus, der ihn vom Unterkiefer trennt. Erst bei seinem Eintritt in den Canalis mandibularis berührt er den Knochen.
M. p. e. Musculus pterygoideus externus. M. p. i. Musculus pterygoideus internus. N. a. i. Nervus alveolaris inferior. N. l. Nervus lingualis. S. pm. Spatium pterygomandibulare.

internus zum Vorschein, dringt durch die Spalte zwischen M. mylopharyngeus, chondropharyngeus und mylohyoideus — das bekannte muskelfreie Feld des Mundhöhlenbodens —, in die Mundhöhle ein und ist hier an der Übergangsstelle von Zungenschleimhaut in Schleimhaut der inneren Kieferfläche neben dem letzten Mahlzahn ganz oberflächlich gelegen. Hier kann man ihn bei mageren Personen sogar durch die Schleimhaut durchschimmern sehen, jedenfalls aber leicht chirurgisch erreichen. Gleichzeitig ist dies natürlich auch jene Stelle, wo der Nerv am leichtesten Verletzungen ausgesetzt ist (Abb. 28).

Hier steht der Nerv mit dem Ganglion submaxillare in Verbindung und löst sich sodann in seine Endäste auf, die zum größten Teil in die Zunge, zum geringen in die Schleimhaut an der Innenfläche des Unterkiefers ziehen. Die letzteren führen den Namen Rami alveolares nervi lingualis.

Der Nervus alveolaris inferior selbst zieht vom Foramen ovale aus steil abwärts, gleichzeitig auswärts. Er ist zunächst durch den dicken Bauch des

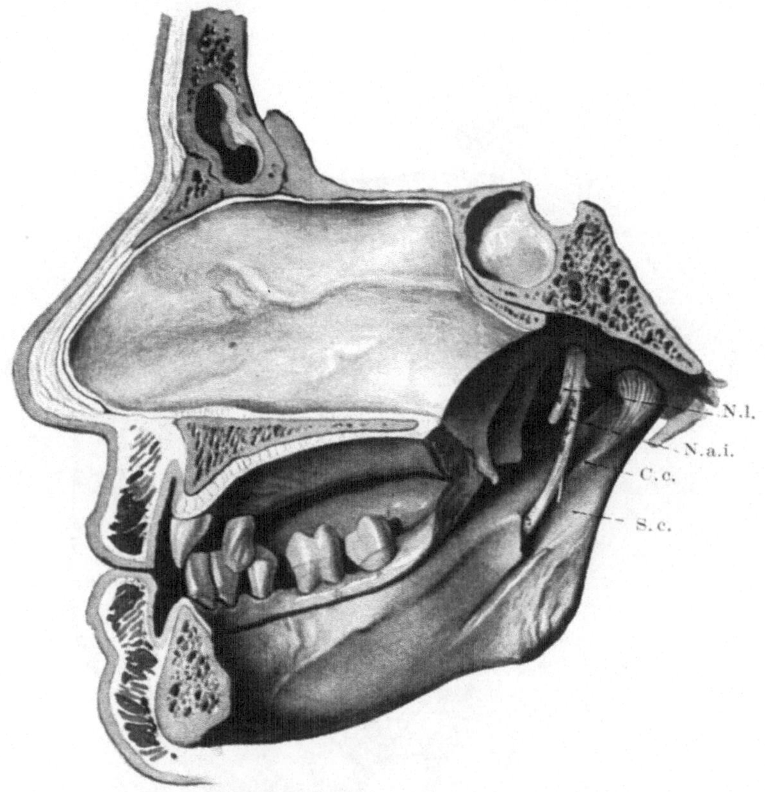

Abb. 22a.   An der rechten Schädelhälfte wurde der N. alveolaris inferior freigelegt, die beiden Musculi pterygoidei entfernt so daß hinter dem Nerven der Knochen sichtbar ist. Abb. a stellt die Topographie bei geschlossenem, b bei geöffnetem Munde dar. Man sieht in a die Divergenz in der Verlaufsrichtung des Nerven einerseits, der Crista und des Sulcus colli andererseits, welch letztere schräg nach hinten oben verlaufen. Durch die Drehung des Unterkiefers beim Öffnen des Mundes wird in b der Sulcus colli mit der Crista colli steil gestellt, so daß er jetzt in seiner Richtung mit dem Nerven fast übereinstimmt. Der Nerv entfernt sich allerdings vom Foramen mandibulare aus immer weiter vom Knochen, da er nach innen oben gegen das Foramen ovale, das in den Abbildungen sichtbar ist, aufsteigt.
C. c. Crista colli mandibulae. N. a. i. Nervus alveolaris inferior. N. l. Nervus lingualis. S. c. Sulcus colli.

Musculus pterygoideus externus vom Unterkiefer getrennt, dessen innerer und unterer Fläche er in leicht S-förmig geschwungenem Verlauf folgt und tritt in Kontakt mit dem Knochen erst am Foramen mandibulare selbst (Abb. 21). Dort entläßt er den Nervus mylohyoideus und zieht selbst im Unterkieferkanal nach vorne. Meist ist schon vor seinem Eintritt in den Kanal der für die Versorgung des Kiefers und der Zähne bestimmte Anteil von jenem getrennt, der durch das Foramen mentale austritt. Der erstere zieht bekanntlich bis zur Mittellinie durch den Knochen weiter und anastomosiert sogar mit dem der anderen Seite.

Diese Beschreibung läßt die Richtigkeit der früheren Angabe verstehen nach welcher der „Sulcus nervi mandibularis", unser Sulcus colli mandibulae

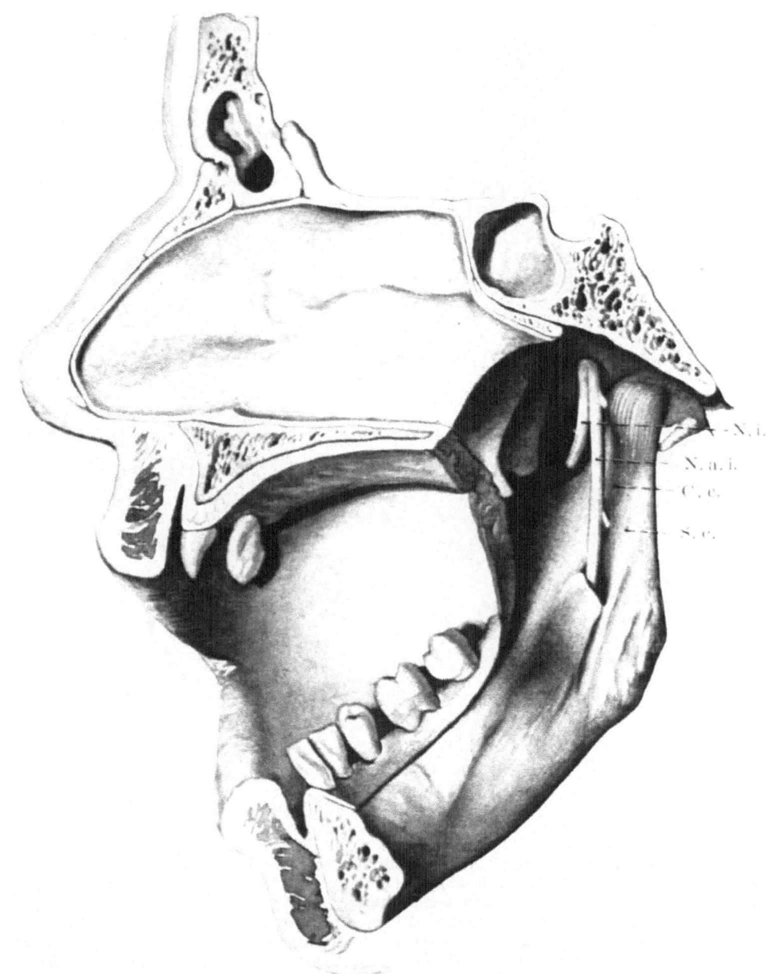

Abb. 22b. Erklärung siehe unter Abb. 22a auf S. 45.

mit dem Nerven nichts zu tun hat. Liegt doch zum großen Teil der äußere Flügelmuskel zwischen Furche und Leiste einerseits, Nerv andererseits. Präpariert man von innen her den Nervenstamm frei, räumt auch den M. pterygoideus externus fort (Abb. 22a), so sieht man, daß der Nervus alveolaris inferior und der Sulcus colli resp. die Crista colli vom Foramen mandibulae aus sogar in zweifacher Richtung divergieren. Erstens weicht der Nerv, wie früher beschrieben, stark nach innen gegen das Foramen ovale ab, während die Innenfläche des Astes fast vertikal steht. Zweitens aber ziehen Crista colli und daher auch der Sulcus colli schräg nach oben und hinten, während der Nerv fast in einer Frontalebene aufsteigt.

Nach diesen Angaben ist es daher zunächst befremdend, wenn die Stelle des Sulcus immer als Zielpunkt der Injektion geschildert wird. Dies wurde nämlich angenommen, weil der SPEEsche Name Sulcus nervi mandibularis den Anschein erweckte, als läge der Nerv tatsächlich in dieser Furche (siehe Abb. 63 bei Preiswerk-Maggi). Daß dies trotzdem seine Berechtigung hat, daß also der auf falscher Prämisse aufgebaute Schluß doch richtig ist, erklärt sich aus folgenden Tatsachen, die bisher meines Wissens unbeachtet geblieben sind. Die topographischen Beziehungen zwischen Nerv und Furche ändern sich nämlich gründlich, wenn der Mund geöffnet wird (Abb. 22 b). Bei dieser Bewegung bleibt das Foramen mandibulare zwar nicht — wie dies früher gelehrt wurde — an Ort und Stelle stehen, weil die Achse der Bewegung eben nicht durch das Foramen mandibulare verläuft. Es erfährt aber nur eine Verlagerung nach unten, weicht dabei nach vorne oder hinten nicht oder nur unmerklich ab. Da aber beim Öffnen des Mundes das Kieferköpfchen aus der Fossa mandibularis weit nach vorne auf das Tuberculum articulare verschoben wird, resultiert für den Verlauf der Crista colli als Verbindungslinie das Capitulum mit dem Foramen mandibulare, daß sie dadurch steil, fast vertikal gestellt wird und dabei nur mit ihrem oberen und unteren Ende, also im ganzen, tiefer tritt. Durch diese Steilstellung wird aber jene Divergenz zwischen Leiste und Furche gegen den Nerven fast völlig ausgeglichen, die bei geschlossenem Munde durch den schräg nach oben hinten aufsteigenden Verlauf der Leiste bestand. Der Nerv selbst nämlich erleidet keine Richtungsveränderung, da ja sein Eintrittspunkt, das Foramen mandibulare nur abwärts bewegt wird, wohl aber wird er gespannt, da sich beim Öffnen des Mundes die Distanz vom Foramen ovale zum Foramen mandibulare vergrößert, und zwar fast genau um die Niveaudifferenz zwischen Tiefe der Fovea mandibularis und Höhe des Tuberculum articulare, ententsprechend der Verschiebung des Unterkieferköpfchens. Durch all dies kommt natürlich der Nerv noch immer nicht in die Furche zu liegen, aber er liegt bei geöffnetem Munde wenigstens in derselben Frontalebene. Daraus erklärt sich zunächst die Brauchbarkeit des Sulcus colli als Zielpunkt für die Anästhesie.

Noch unterstützt wird sie durch das Verhalten des Bindegewebes an jener Stelle. Wir finden hier nämlich zwischen Innenfläche des Kieferastes und Außenfläche des Musculus pterygoideus internus einen Spaltraum, der sich nach unten verschmälert und am Ansatze des M. pterygoideus internus, resp. dessen Fascie sein Ende findet.

Nach oben verbreitert sich der eben beschriebene Bindegewebsraum, der von EISLER als Spatium pterygomandibulare bezeichnet wurde, durch die Divergenz zwischen Kieferast und Muskel. Er wird oben begrenzt durch den horizontal verlaufenden unteren Rand des Muskelbauches des Pterygoideus externus (Abb. 21). In diesem, von lockerem fetthaltigem Bindegewebe erfüllten Raum verläuft der N. alveolaris inferior und N. lingualis, der Außenfläche des inneren Flügelmuskels angeschlossen abwärts. Bringt man hier ein Injektionsdepot an die äußere Wand des Spatium pterygomandibulare, also an den Knochen, dann ist es vom Nerven nur durch lockeres Bindegewebe getrennt, kann sich in diesem verbreiten, bleibt aber doch begrenzt und kann so ohne weiteres seine Wirkung auf den Nerven entfalten. Die äußere Wand des Spatium aber gerade an jener Stelle, an welcher innen der Nerv abwärts zieht, und je weiter abwärts, um so näher dem Knochen kommt, ist bei geöffnetem Munde der Sulcus colli mandibulae.

Aus dem bisher Gesagten ergibt sich zunächst die Möglichkeit, das Ziel der Injektion genau zu bestimmen. Es ist nach alledem eben das untere Ende des Sulcus colli mandibulae, wie dies schon früher vor allem durch SEIDEL, allerdings auf Grund falscher Prämissen betont wurde.

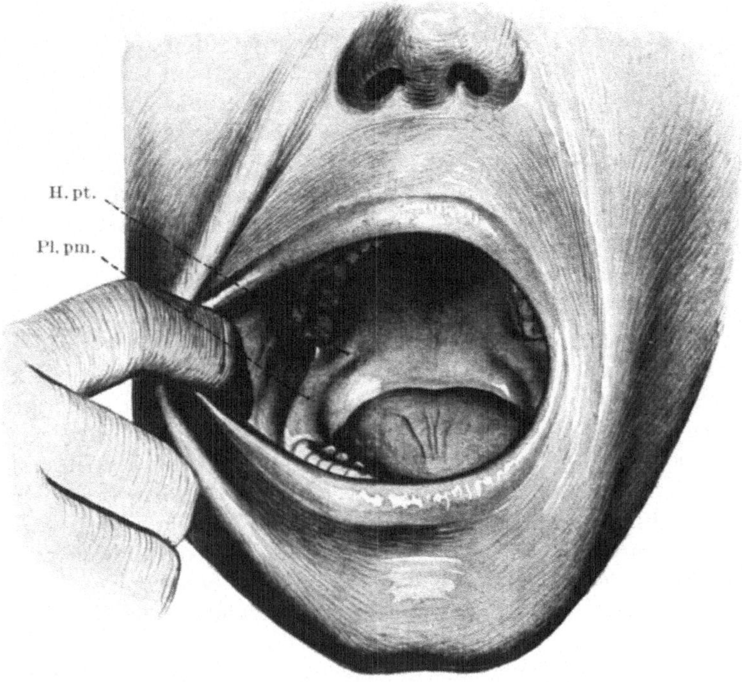

Abb. 23. Ansicht des weit geöffneten Mundes von vorne, die rechte Wange ist weit abgezogen. Man beachte die innen von dem hinteren Alveolarfortsatzende des Oberkiefers sichtbare Prominenz, die in der Abbildung ohne Übertreibung wiedergegeben wurde; sie ist durch den Hamulus pterygodeus hervorgerufen. Von ihr aus spannt sich zum Unterkiefer eine stumpfe Falte, Plica pterygomandibularis.
H. pt. = Prominenz des Hamulus pterygoideus. Pl. pm. = Plica pterygomandibularis.

Um über den Einstichpunkt klar zu werden, muß man zunächst jene zwei Typen der Injektionstechnik gegeneinander halten, die heute noch ihre Geltung haben. Man kann sie als Methode des direkten Einstiches (FISCHER, BÜNTE und MORAL) und als Tastmethode (BRAUN, SEIDEL) bezeichnen. Ich glaube, daß man die Bevorzugung der zweiten Methode nicht erst durch lange Auseinandersetzungen begründen muß, vor allem, wenn man sich vor Augen hält, daß man beim Gleiten längs der Innenfläche des Kieferastes auch tatsächlich einen ausgezeichneten Anhaltspunkt für die Lokalisation der Injektionsstelle tasten kann, eben die Crista colli und die dahinter gelegene Furche.

Zwingen also die anatomischen Verhältnisse zur Entscheidung zugunsten der Tastmethode, dann ist natürlich die Wahl des Einstichpunktes von diesem

Gesichtspunkt aus vorzunehmen. Er muß erstens in der Ebene des Zielpunktes liegen, das ist nach allen zahlreichen Messungen ungefähr 1 cm über der Ebene der unteren Kauflächen. Daß man nämlich den Nerven nicht am Foramen selbst erreichen will, hat seinen Grund darin, daß die Lingula, die vor dem Kanaleingang vorspringt, wenn sie stärker entwickelt ist, den Zugang zur Kanalöffnung sperrt. Man wählt eben deshalb die Ebene über der Lingula. Bei Kindern unter 12 Jahren muß die Ebene (wie früher erwähnt) etwas tiefer gelegt werden, und zwar am besten 1 cm über dem oberen Rand des Alveolarfortsatzes hinter dem letzten Zahn.

Um von vorneherein Knochenhindernisse, soweit als möglich, zu umgehen, schaltet man am besten die Crista temporalis dadurch vom Weg der Nadel aus, daß man knapp hinter ihr, also bereits gegen die glatte Innenfläche des Astes einsticht.

Die Schleimhaut bildet nun gerade in der Nähe dieser Stelle eine Falte, die bei Anfängern oft zu Täuschungen über die Topographie des Einstichpunktes Anlaß gibt und die deshalb mit wenigen Worten erwähnt werden muß (Abb. 23). Diese Falte zieht nämlich von dem Hamulus pterygoideus, der hinten und innen vom hinteren Ende des oberen Alveolarfortsatzes getastet werden kann, abwärts und verstreicht hinter dem hinteren Ende des unteren Alveolarfortsatzes. Sie ist bedingt durch die Anspannung eines Sehnenstreifens, der Rhaphe pterygomandibularis, die vom Hamulus pterygoideus zum oberen Ende der Linea mylohyoidea zieht. Sie dient an ihrem vorderen Rande Fasern des Musculus buccinatorius, an ihrem hinteren jenen des Musculus buccopharyngeus, eines Anteiles des oberen Schlundkopfschnürers zum Ursprung (Abb. 24).

Die Falte — GASSER spricht von ihr als Molarenfalte — hat man mit Rücksicht auf das darin gelegene Gebilde als Plica pterygomandibularis bezeichnet, wobei auch ihr Verlauf vollkommen charakterisiert wird. Sie kann bei geöffnetem Mund durch die Spannung des Sehnenstreifens dem tastenden Finger recht derb erscheinen und dann zur Verwechslung mit der Crista temporalis Anlaß geben. Es erscheint daher am zweckmäßigsten, beim Aufsuchen der Knochenleisten so vorzugehen, daß man im Vestibulum oris beginnend, zuerst der Linea obliqua folgend, den vorderen Rand des Astes fixiert. Knapp nach innen und hinten, von ihm getrennt durch die Fossa retromolaris, tastet man dann die stumpfere Crista temporalis mandibulae. Die Plica pterygomandibularis liegt noch weiter einwärts und etwas dahinter.

Bevor wir aus den anatomischen Tatsachen die Technik der Injektion selbst ableiten, müssen wir noch wenige Worte über den Weg sagen, den die Nadel beim Vordringen zum Sulcus colli längs des Knochens nimmt. Um diese Verhältnisse übersichtlich darzustellen, wurde ein Schädel bei weitgeöffnetem Munde in Formalin gehärtet, dann in Salzsäure entkalkt und nun ein Schnitt geführt, der etwa 1 cm über den Kauflächen der unteren Zähne diesen selbst parallel, kurz in der Injektionsebene verläuft (Abb. 24). Der Schnitt ist also keinem der sonst abgebildeten Horizontalschnitte durch den Schädel zu vergleichen, da er von vorne unten nach hinten oben stark ansteigt.

Die Nadel durchdringt nun zunächst knapp hinter der Crista temporalis mandibulae die Schleimhaut und den Musculus buccinatorius, der ja weiter hinten an der Rhaphe pterygomandibularis entspringt. Dann stößt sie in einer Tiefe von höchstens 10 mm auf den Knochen hinter dem Ansatz der tiefen

Portion des Musculus temporalis. Dem Knochen entlang gleitet sie nun weiter
und gelangt dabei an die Außenfläche des Musculus pterygoideus internus und
hart außen am Nervus lingualis vorbei, der hier dem Knochen fast anliegt. Nun
folgt bereits die Crista colli, über die die Nadel hinweggleitet, um an die Stelle

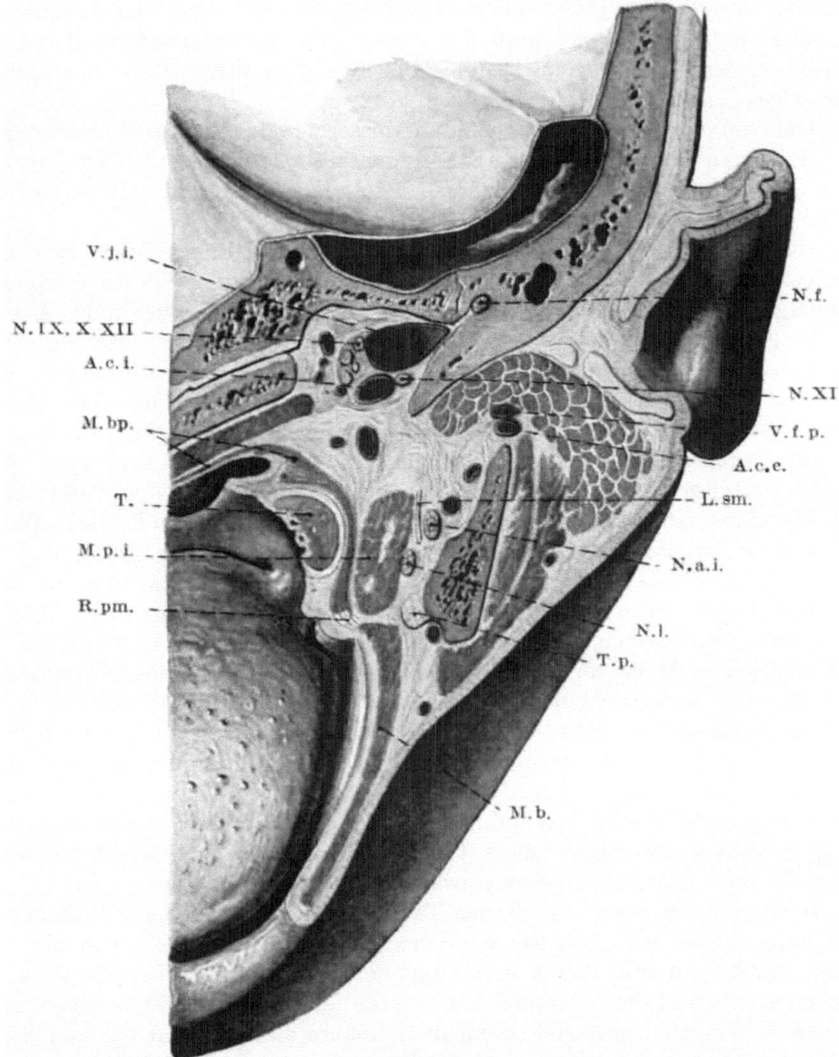

Abb. 24. Schnitt durch einen entkalkten weiblichen Schädel in der Injektionsebene der intraoralen
Alveolarisanästhesie. Man beachte die mächtige Sehnenpartie des tiefen Temporalisanteiles bei
ihrer Anheftung an die Crista temporalis mandibulae. Hinter dem Unterkiefer die Parotis.
Natürliche Größe.
A. c. e. Arteria carotis externa. A. c. i. Arteria carotis interna. L. sm. Ligamentum sphenomandibulare. M. b. Musculus buccinatorius. M. bp. Musculus buccopharyngeus. M. p. i. Musculus pterygoideus internus. N. a. i. Nervus alveolaris inferior. N. f. Nervus facialis. N. l. Nervus lingualis. N. IX,
X, XII Nervi glossopharyngeus, vagus, hypoglossus (zwischen der Weisungslinie N. IX, X, XII
und der zu A. c. i.). N. XI. Nervus accessorius. R. pm. Rhaphe pterygomandibularis (in der gleichnamigen Falte). T. Tonsilla palatina. T. p. Sehne der tiefen Temporalisportion. V. f. p. Vena
facialis posterior. V. j. i. Vena jugularis interna.

des Sulcus zu gelangen. Es hängt jetzt ganz von der Ausbildung der Leiste ab, ob die Nadel mit dem Knochen an der Stelle des Sulcus in Kontakt tritt oder nicht. Ist die Leiste nämlich stark ausgeprägt, dann lenkt sie die Nadel ab und die Nadel trifft den Knochen entweder erst nahe dem hinteren Rand

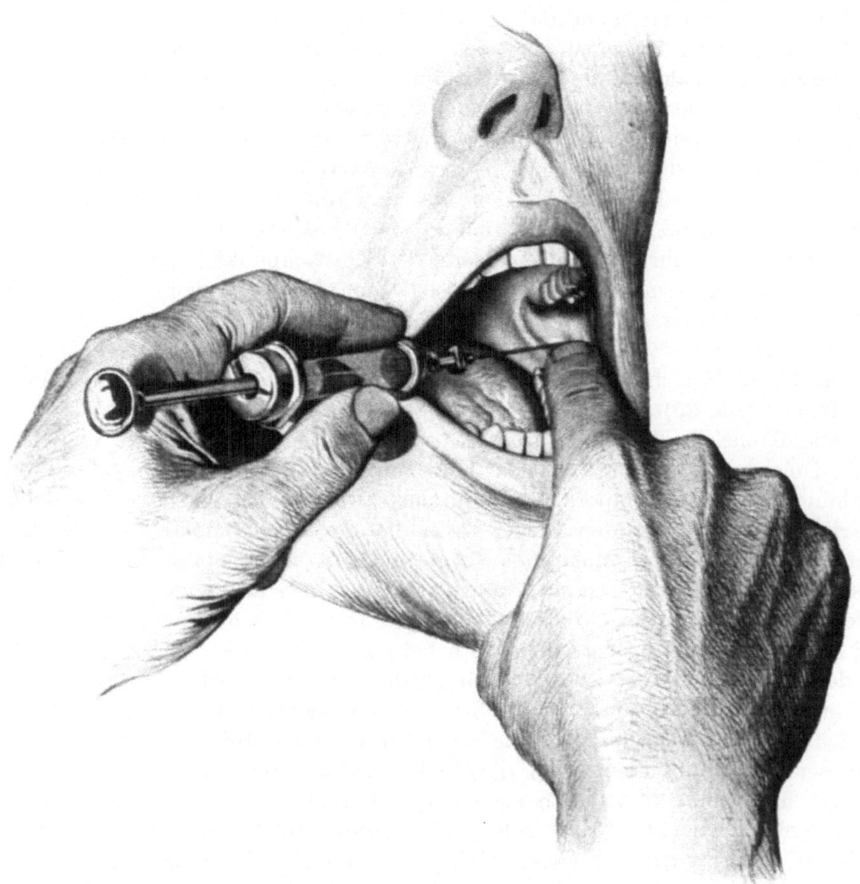

Abb. 25. Handhaltung und Spritzenführung beim Einstich zur intraoralen Anästhesie des Nervus alveolaris inferior an der linken Seite des Patienten. Der Zeigefinger der rechten Hand liegt auf der unteren Zahnreihe, seine Spitze in der Fovea retromolaris. Die quereingestellte Spritze wird knapp über dem Fingernagel hinter der Crista temporalis mandibulae eingestochen. Man sieht deutlich die Plica pterygomandibularis hinter der Einstichstelle, da sie zu der Topographie der letzteren keine Beziehungen hat. Die Injektion wird bei geradegehaltenem Kopf vorgenommen. Der Kopf ist in der Abbildung nur deshalb gedreht, um den Einblick an die Injektionsstelle zu erleichtern.

des Astes oder gar nicht mehr und dringt dann hinter ihm in die Tiefe. Da nun hinter der Mandibula, in die Glandula parotis eingebettet, die Arteria carotis externa, Vena facialis posterior und endlich auch der Nervus facialis verlaufen, also alles Gebilde, mit denen man nicht in Konflikt geraten soll, so muß man ein Abgleiten der Nadel in die Tiefe unbedingt vermeiden. Dies

gelingt nun gewöhnlich leicht dadurch, daß man die Nadel steiler gegen den
Knochen stellt, wenn man, was nur selten vorkommt, nach Überschreiten
der Crista colli den Knochen nicht sofort wieder erreicht.

Ist die Nadelspitze aber in den Sulcus vorgedrungen, dann liegt sie bei
geöffnetem Munde gerade lateral vom Stamm des Nervus alveolaris inferior
oder ein klein wenig hinter dem Nerven. Da es sich dabei um die Stelle knapp
oberhalb des Foramen mandibulare handelt, ist natürlich auch die Distanz
zwischen Nerv und Knochen eine sehr geringe. Die Stelle selbst entspricht
dem unteren schmalen Ende des Spatium pterygomandibulare und ist dementsprechend von lockerem Bindegewebe ausgefüllt. An den hinteren Umfang
des Nerven dicht angeschlossen verlaufen Arteria und Vena alveolaris inferior,
die bei der Führung der Nadel längs des Knochens wohl selten in Gefahr kommen.

Die Injektionstechnik ergibt sich aus den anatomischen Tatsachen mit
logischer Konsequenz. Sie schließt sich an die SEIDELsche Methodik an, weicht
aber insoferne von ihr ab, als einerseits der Einstichpunkt hinter die Crista
temporalis verlegt wurde und andererseits den Tastbefunden am Wegende
besondere Beachtung geschenkt wurde.

Man tastet bei weitgeöffnetem Munde an der rechten Seite des Patienten
mit dem linken Zeigefinger, an der linken Seite des Patienten mit dem rechten
Zeigefinger (Abb. 25) den vorderen Rand des Kieferastes, indem man dabei an
der Außenfläche des Alveolarfortsatzes der Linea obliqua nach hinten und oben
folgt. Innen von diesem scharfen Knochenrand fühlt man eine stumpfere
Erhebung, die Crista temporalis mandibulae, zwischen beiden die Fovea retromolaris. Nun legt man den Finger so in die Fovea retromolaris, daß er den
Kauflächen der unteren Molaren aufliegt und mit seiner Spitze in die Fovea
selbst zu liegen kommt. Dann berührt er gleichzeitig den vorderen Rand des
Kieferastes und die Crista temporalis mandibulae Knapp hinter der letzteren
wird nun über dem Fingernagel eingestochen, wobei man die Spritze quer stellt,
um den Knochen sofort zu erreichen (Abb. 25). Jetzt wird die Spritze so
gedreht, daß die Nadel mit der Richtung des Knochens einen spitzen Winkel
bildet, indem das freie Spritzenende gegen die Seite der Injektion bewegt wird.
In dieser Stellung schiebt man die Nadel entlang dem Knochen in stetem
Kontakt mit ihm vor, bis man nach einem Vordringen von etwa $1\frac{1}{2}$ cm die
Nadel deutlich über die Crista colli gleiten fühlt. In diesem Augenblick wird
die Nadel wieder möglichst quer gestellt — soweit dies die Spannung des Mus-
culus pterygoideus internus erlaubt — etwas zurückgezogen und wieder über die
Crista colli hinweg in den Sulcus vorgestoßen. Je stärker ausgeprägt die Crista
colli ist, und dies läßt sich bei einiger Übung leicht schätzen, um so mehr soll die
Spritze mit ihrem freien Ende gegen die gesunde Seite gedreht werden. Stößt die
Nadel im Sulcus colli auf den Knochen, so entleert man etwa 2 cm³ der Lösung.

Kann man, wie dies z. B. bei alten Leuten vorkommt, an der Innenfläche
des Astes kein deutliches Relief tasten, weil hier eben durch die Atrophie des
Kiefers die Crista colli verstrichen ist, oder macht eine besonders starke Schräg-
stellung des Astes das Abtasten der Knochenfläche unmöglich — Fälle, die
zu den Seltenheiten gehören, — so muß man entweder annähernd an die
Stelle des Sulcus, also in einer Entfernung von $1\frac{1}{2}$ cm hinter der Crista
temporalis injizieren oder man unterbricht die Injektion und führt sie per-
cutan durch.

Die Injektion wird mit der langen Nadel vorgenommen. Handelt es sich um besonders empfindliche Patienten, so kann man zuerst durch eine submuköse Injektion weniger Tropfen der Lösung mit der feinen Nadel die Einstichstelle anästhesieren. Über die anästhetische Zone soll später berichtet werden, wenn die percutane Injektionsmethode ebenfalls besprochen ist.

b) Die percutane Methode.

Das Ziel der Injektion ist, da sie bei geschlossenem Munde vorgenommen wird, nicht völlig übereinstimmend mit dem bei der intraoralen Methode. Es ist jetzt die Stelle des Foramen mandibulare selbst. Beim Vordringen von unten her kommt nämlich die Lingula als Hindernis nicht in Betracht, da sie vor der Injektionsebene liegt.

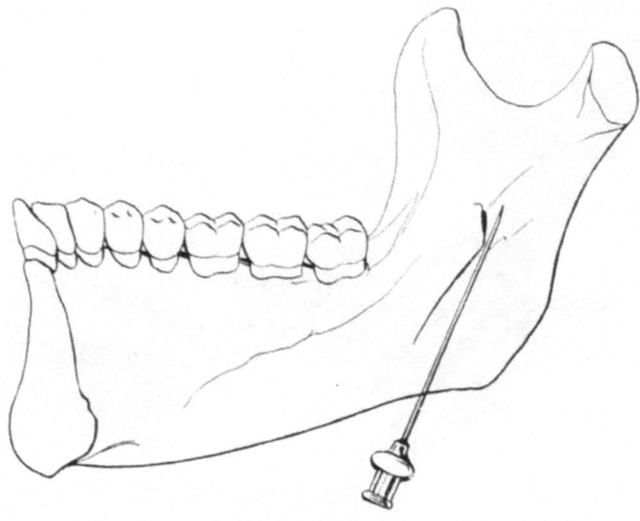

Abb. 26. Umrißzeichnung der Innenseite der rechten Unterkieferhälfte mit eingezeichneter Injektionsnadel in der Endstellung bei percutaner Anästhesie des Nervus alveolaris inferior. Die Nadel steht parallel zum hinteren Kieferastrand, ihre Spitze liegt am Foramen mandibulae.

Der Weg der Nadel zu diesem Ziele läßt sich sehr leicht und einfach bestimmen. Zieht man an der Innenseite des aufsteigenden Astes eine Parallele zum hinteren Kieferrand durch das Foramen mandibulare, so ist damit der Weg der Injektionsnadel bereits bestimmt (Abb. 26). Der Schnittpunkt dieser Linie mit dem unteren Kieferrand ist vom Angulus mandibulae gleich weit entfernt, wie das Foramen mandibulare vom hinteren Kieferrand und zwar ungefähr fingerbreit. Diese Entfernung gibt uns den Einstichpunkt an. Die Entfernung dieses Einstichpunktes vom Zielpunkt beträgt einschließlich der Weichteildicke etwa 40 mm. Sie läßt sich in jedem einzelnen Falle mit genügender Genauigkeit leicht bestimmen, wenn man daran denkt, daß sich das Foramen mandibulare in der Ebene der Kauflächen der unteren Molaren befindet. Man führt den Zeigefinger in die Mundhöhle ein und legt die Fingerkuppe auf die Kaufläche des letzten Molaren, den Daumen aber an den unteren Kieferrand, und zwar so, daß die Verbindungslinie zwischen den beiden Fingern dem hinteren

Kieferrand parallel verläuft. Die Entfernung der beiden Finger ergibt die Entfernung des Foramen mandibulare vom Einstichpunkt. Die Injektion muß also derart vor sich gehen, daß die Nadel fingerbreit vor dem Angulus mandibulae eingestochen wird und nun an der Innenfläche des aufsteigenden Kieferastes parallel mit dem hinteren Kieferrand dem erhaltenen Maße entsprechend weit vordringt, wobei sie in stetem Kontakt mit dem Knochen erhalten werden muß.

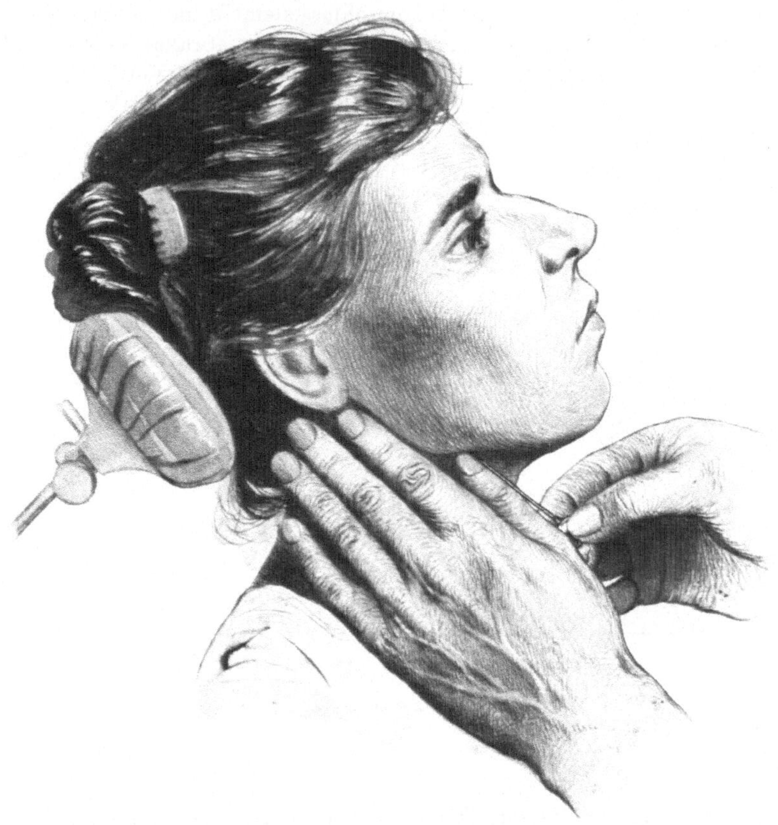

Abb. 27. Handhaltung und Nadelführung beim Einstich zur percutanen Anästhesie des N. alveolaris inferior der rechten Seite. Der Zeigefinger der linken Hand liegt mit seinem radialen Rand dem hinteren Rand des Unterkiefers an. Der Daumen ist in Kontakt mit dem Zeigefinger so weit vorgeschoben, daß sein Nagel dem unteren Kieferrand anliegt. Vor dem Nagel des Daumens wird gegen die Innenseite des Kiefers eingestochen.

Um diese Injektion in einfacher Weise durchführen zu können, haben KLEIN und ich folgende Handgriffe angegeben (Abb. 27). Man tastet an der rechten Seite des Patienten mit der linken Hand, an der linken Seite des Patienten mit der rechten und führt demgemäß die Spritze im ersteren Falle mit der rechten, im letzteren mit der linken Hand. Nun legt man den Zeigefinger der tastenden Hand an den hinteren Rand der Mandibula, und zwar so, daß er dem Knochen mit seiner radialen, daumenwärts gekehrten Fläche anliegt. Der Daumen wird nun an der Daumenfläche des Zeigefingers soweit vorgeschoben, bis er mit seiner Spitze den unteren Kieferrand berührt. Der Nagel des Daumens markiert jetzt die Einstichstelle, der Zeigefinger die Richtung, die die Nadel zu nehmen hat. Nun wird die lose Nadel — ohne Spritze, da sonst der Raum zwischen Kinn und Thorax die Bewegungen hemmt, — von innen her am Daumennagel vorbei, an die Innenfläche des Kiefers eingestoßen, nachdem man eine intracutane Injektion vorausgeschickt hat, um die Einstichstelle unempfindlich zu machen. Die Nadel — es ist wieder die 5 cm lange, 0,8 mm starke Nadel — wird nun in stetem Kontakt mit dem Knochen parallel zum Zeigefinger der tastenden Hand entsprechend weit vorgeführt, sodann die 2 cm³-Spritze montiert und entleert. Der Weg der Nadel führt durch Haut und Ansatz des Musculus pterygoideus internus an den Knochen, ohne mit irgendeinem wichtigen Gebilde in Konflikt zu kommen. Die Injektion ist, wie schon die Beschreibung zeigt, außerordentlich einfach auszuführen. Die einzige Schwierigkeit ergibt sich manchmal daraus, daß die Rauhigkeiten des Ansatzfeldes des Musculus pterygoideus internus das Vordringen der Nadel aufhalten. Dann ist aber ein leichtes Zurückziehen der Nadel und Vorschieben in etwas veränderter Richtung genügend, um die kleinen Knochenleisten zu umgehen.

Da es sich bei der percutanen Leitungsanästhesie ebenso wie bei der intraoralen um eine perineurale Injektion handelt, muß eine längere Wartezeit eingeschaltet werden, die am besten mit 20 Minuten fixiert wird. Das anästhetische Gebiet umfaßt die Zähne der betreffenden Kieferhälfte mit Ausnahme der Incisivi, die durch Fasern der anderen Seite mitversorgt werden und daher nur hypästhetisch sind. Ferner die Schleimhaut an der Außenfläche des Kiefers mit Ausnahme des Gebietes ungefähr vom 2. Molaren bis zum 2. Prämolaren das dem Nervus buccinatorius zugehörig ist. Endlich Haut und Schleimhaut der betreffenden Lippenhälfte und des Kinnes bis genau zur Medianlinie. Gerade die Anästhesie dieses Gebietes wird vom Patienten zuerst bemerkt. Und die dort zuerst auftretenden Parästhesien, die später einer Anästhesie Platz machen, sind ja als Indikator für die gelungene Leitungsanästhesie seit langem in Verwendung.

2. Die Leitungsanästhesie des Nervus lingualis.

Bei der Beschreibung des Weges, den die Injektionsnadel bei der Vornahme der intraoralen Leitungsanästhesie des Nervus alveolaris inferior nimmt, wurde erwähnt, daß die Nadel wenige Millimeter hinter der Crista temporalis mandibulae zwischen Nervus lingualis und Knochen liegt. Daraus ergibt sich die beste Methode zur Anästhesie des Nervus lingualis, der ja immer mitanästhesiert werden muß, wenn nicht ein Eingriff geplant ist, der sich lediglich auf die Zähne des Unterkiefers beschränkt. Man muß nur während des Vordringens zum Sulcus colli mandibulae oder beim Zurückziehen der Nadel nach Anlegung des Depots im Sulcus ein wenig Flüssigkeit etwa 5 mm hinter der Crista temporalis mandibulae injizieren, um den Nervus lingualis zu betäuben. Um bei der percutanen Methode eine gleichzeitige Ausschaltung des Nervus lingualis zu erreichen, muß man nur, nachdem das Depot in 4 cm Tiefe errichtet worden ist, die Nadel noch etwa 1 cm vorschieben. Dann gelangt sie in jene Höhe, in der der Nervus lingualis noch fast unmittelbar der vorderen Zirkumferenz des Nervus alveolaris inferior anliegt und trifft so auch den Zungennerven.

Eine andere Möglichkeit läßt sich aus dem Verlauf des Nervus lingualis am Boden der Mundhöhle ableiten (Abb. 28). Es wurde bereits erwähnt, daß der Nerv innen vom letzten unteren Molaren unter der Schleimhaut, die sich hier von der Kieferinnenfläche zur Zunge hinüberspannt, vollkommen oberflächlich liegt, so daß er hier bei vielen Personen sogar durch die Schleimhaut durchschimmert.

Sticht man also in der Höhe des 3. Molaren in die Übergangsstelle der Schleimhaut von Zunge zu Kiefer, in der Nähe des Knochens ein, so erreicht man unmittelbar unter der Mucosa den Nervus lingualis. Nach dieser Injektion ist die eine Zungenhälfte vor den Papillae vallatae und die Innenfläche der Kieferschleimhaut samt Periost derselben Seite anästhetisch.

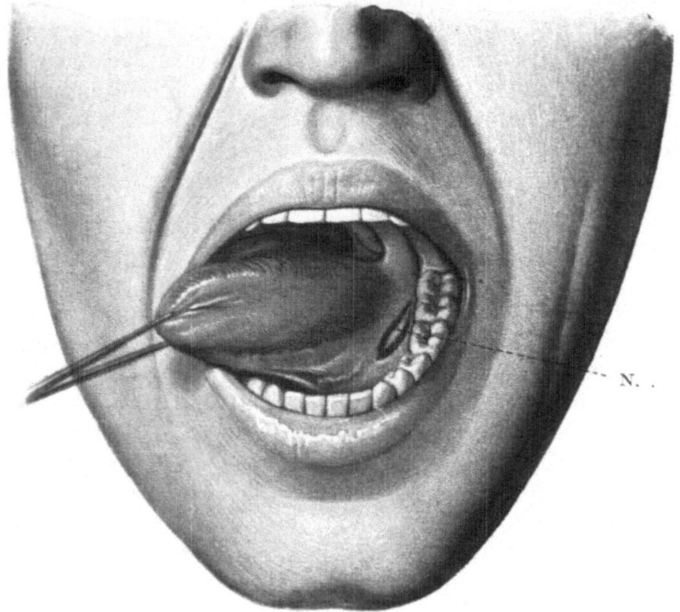

Abb. 28. Der linke Nervus lingualis ist am Boden der Mundhöhle neben den letzten Molaren freigelegt. Zu diesem Zwecke wurde bei weitgeöffnetem Munde die Zunge nach rechts verzogen und die Schleimhaut längs der Umschlagstelle von Zunge zum Kiefer in dessen Nähe gespalten. Unmittelbar unter der Schleimhaut kommt der Nerv zum Vorschein.

3. Die Leitungsanästhesie des Nervus buccinatorius in der Wange.

Wenn es sich um die Vornahme einer Operation im Gebiete der Prämolaren und des ersten und zweiten Molaren im Unterkiefer handelt, die auch die buccale Schleimhaut mitbetrifft, dann muß die vom Nervus buccinatorius versorgte Mucosa gesondert anästhesiert werden. In den meisten Fällen gelingt dies ohne Schwierigkeiten durch eine submuköse lokale Injektion, z. B. neben dem zu extrahierenden Zahn. Erstreckt sich aber der operative Eingriff auf ein größeres Gebiet oder machen vor allem Entzündungserscheinungen eine lokale Einspritzung unmöglich, dann müssen wir auch hier trachten, den Stamm des Nervus buccinatorius möglichst weit ab vom Operationsfeld zu anästhesieren. Durch die anatomische Untersuchung läßt sich die Stelle der Injektion leicht und einfach feststellen (Abb. 29).

Der Nervus buccinatorius verläßt den 3. Trigeminusast in enger Verbindung mit den motorischen Ästen für den M. temporalis, daher der alte Name Nervus crotaphiticobuccinatorius — Schläfenwangennerv — für den gemeinsamen Stamm. Er wendet sich nun vor- und abwärts, wobei er meist lateral vom

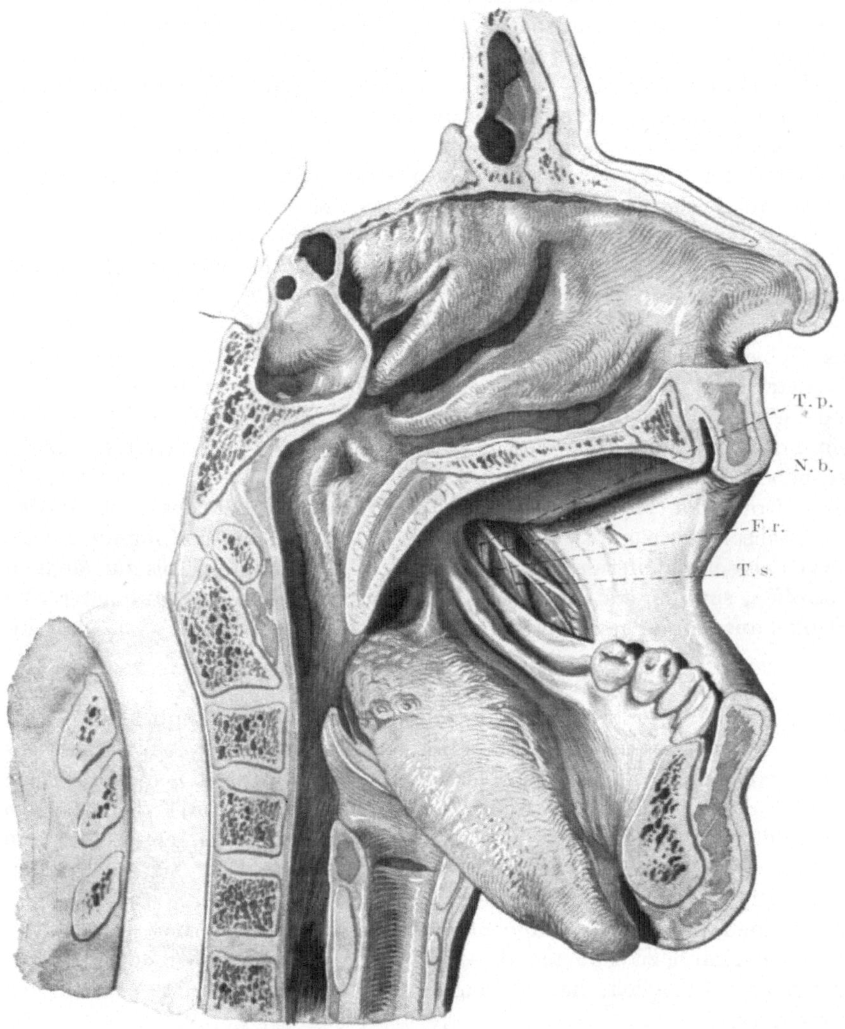

Abb. 29. An der linken Schädelhälfte wurde durch Spaltung der Wangenschleimhaut und des Musculus buccinatorius der Wangennerv bloßgelegt. Man sieht die Kreuzung des Nerven mit den beiden Portionen des Musculus temporalis, die in der Höhe erfolgt, in der sich die Kauflächen der oberen Molaren befinden müßten, die leider an diesem Objekte fehlen. Die Mündung des Ductus parotideus ist sondiert.
N. b. Nervus buccinatorius. T. p. Portio profunda Musculi temporalis. T. s. Portio superficialis Musculi temporalis. F. r. Fovea retromolaris.

M. pterygoideus externus vorbeizieht, ihn aber auch perforieren oder an seiner Innenseite verlaufen kann. Immer aber gelangt er sodann an die Innenseite der Temporalissehne dort, wo sie sich an den Processus coronoideus anheftet.

Den vorderen Rand des Kronenfortsatzes überkreuzt der Nerv fast genau in der Höhe, in welcher sich bei weit geöffnetem Munde die Kauflächen der oberen Molaren befinden. Knapp nach dieser Kreuzung teilt sich der Nerv in seine Äste und diese erst durchbrechen einzeln den Musculus buccinatorius, der sie bis dahin von der Mundhöhle trennte, um die Schleimhaut der Wange und den erwähnten Bezirk an der Außenfläche des Alveolarfortsatzes zu versorgen. Die beschriebene Kreuzungsstelle des Nervenstammes mit dem vorderen Rand des Processus coronoideus ist der günstigste Punkt für die Anästhesie.

Stechen wir nämlich in der Ebene der oberen Kauflächen knapp vor dem vorderen Rande des Processus coronoideus in die Wangenweichteile ein, so haben wir mit der Nadel nur Mucosa und die dünne Platte des Musculus buccinatorius zu durchsetzen, um in die unmittelbare Nähe des Nervus buccinatorius zu gelangen. Da die deckenden Schichten von variabler Dicke sind, empfiehlt es sich, die Nadel etwa 10 mm tief einzustechen und dann unter ständiger Entleerung von Flüssigkeit bis auf eine Tiefe von etwa 5 mm zurückzuziehen, um so eine etwas dickere Schichte zu infiltrieren. Es genügt 1 cm³ der Lösung.

Das Gebiet, das so anästhesiert wird, reicht — soweit die Schleimhaut des Alveolarfortsatzes in Betracht kommt, gewöhnlich von der Mitte des 2. Prämolaren bis zur Mitte des 2. Molaren. Es kann nach Scharlau bei größter Ausdehnung vom Caninus bis zum Sapiens reichen oder aber fast nur auf die Strecke neben dem ersten Molaren beschränkt sein. Zu erwähnen wäre noch, daß die auftretenden Parästhesien bis an den Mundwinkel reichen. Sie dürfen nicht verwechselt werden mit den Parästhesien bei gelungener Leitungsanästhesie des Nervus alveolaris inferior. Während letztere die Unterlippe bis zur Medianlinie betreffen, sind die ersteren eben nur auf ein Gebiet wenige Millimeter vom Mundwinkel aus — und gewöhnlich gleichzeitig an beiden Lippen — beschränkt.

4. Die Leitungsanästhesie im Foramen mentale.

Die bisherigen Angaben über diese Anästhesie lassen ähnlich wie beim Foramen infraorbitale die Lösung nur an die Mündung des Canalis mentalis injizieren und rechnen damit, daß Flüssigkeit in den Kanal diffundiert. Auch hier übe ich die Anästhesie derart, daß ich mit der Nadel durch das Foramen mentale in den Kanal eindringe und erziele so eine viel sicherere, tiefere und ausgedehntere Anästhesie. Obwohl dadurch die Injektion zu einer endoneuralen wird, ist irgendeine bleibende Schädigung ebensowenig zur Beobachtung gekommen, als bei der endoneuralen Injektion des Nervus infraorbitalis. Dies ist ja auch kaum zu erwarten, da es seit langem das Bestreben der Chirurgen ist, wo nur irgend möglich, die endoneurale Injektion an Stelle der perineuralen treten zu lassen.

Wie beim Canalis infraorbitalis, so ist auch hier zuerst Mündung, dann Verlauf des Kanals zu untersuchen. Die Mündung, das Foramen mentale, findet sich am häufigsten in der Ebene zwischen den beiden Prämolaren (Abb. 30), ist jedoch recht variabel und kann sowohl nach vorne als nach hinten verschoben sein, zeigt aber nach Bünte und Moral beim Erwachsenen Tendenz zur Distalverschiebung. Dabei liegt es annähernd in der Mitte zwischen unterem Kieferrand und oberem Rand des Alveolarfortsatzes (Abb. 30), ist oft aber ersterem genähert. Zu beachten ist, daß bei Schwund des Alveolarfortsatzes nach Verlust der Zähne das Foramen scheinbar immer näher an den oberen Kieferrand heranrückt, während tatsächlich natürlich der über dem Foramen gelegene Knochenanteil schwindet. In solchen Fällen, ebenso wenn die Prämolaren, wie so häufig, gewandert sind, läßt sich nach den Angaben von FRANZ PETER die Lage des Foramen mentale dadurch mit genügender Genauigkeit bestimmen, daß man die Entfernung des vorderen Masseterrandes von der Medianlinie halbiert.

Das Foramen mentale ist die Mündung eines kurzen 4—8 mm langen Kanals, der den Canalis mandibularis mit der Kieferaußenfläche verbindet und den Nervus mentalis aus dem Canalis mandibularis nach außen führt. Der Kanal kann als Canalis mentalis bezeichnet werden. Er zeigt einen eigentümlichen Verlauf, für dessen Entstehung mir eine Erklärung vorläufig fehlt. Er ist nämlich, wenn wir ihn vom Canalis mandibularis nach außen verfolgen, gleichzeitig nach hinten und oben gerichtet (Abb. 5b, 2). Dieser Verlauf bringt es

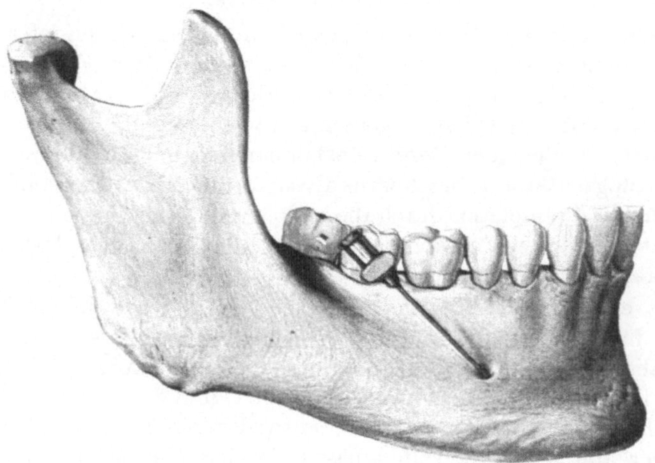

Abb. 30. Rechte Unterkieferhälfte von außen. In den Canalis mentalis ist die kurze Injektionsnadel eingeführt, deren Richtung nach unten vorne und innen weist. Die Lage des Foramen ist an dem abgebildeten Kiefer die typische.

mit sich, daß die Mündung des Canalis mentalis, eben das Foramen mentale, nicht allseitig scharf umrandet ist, sondern nur vorne und unten einen scharfen Knochenrand aufweist, während es hinten und oben allmählich in die Außenfläche des Knochens ausläuft. Diese eigentümliche Verlaufsrichtung zwingt uns aber auch, die Richtung der Spritze der Achsenrichtung des Kanales anzupassen und die Nadel deshalb von oben, hinten und außen nach unten, vorne und innen zu richten (Abb. 30).

Die Technik der Injektion verläuft folgendermaßen. Bei geschlossener Zahnreihe wird die Unterlippe und Wange kräftig vom Kiefer abgezogen und die Nadel in die Übergangsfalte unterhalb der mesialen Hälfte des ersten Molaren eingestochen, die Nadel ist dabei, wie eben erwähnt, nach innen, unten und vorne gerichtet. Die Nadel trifft auf den Knochen unterhalb der Wurzelspitze des 2. Prämolaren auf. Dort werden zunächst einige Tropfen der Lösung entleert und dann der Knochen in dem früher beschriebenen Bezirke, der das Foramen enthalten muß, vorsichtig abgetastet. Ein stechender Schmerz, der in die Lippe ausstrahlt, gibt den Augenblick an, in welchem man den Nervus mentalis erreicht. Wird sofort wieder injiziert, dann kann man unter fortwährender Injektion gewöhnlich ohne nennenswerten Schmerz in den Canalis mentalis eindringen. Im Kanal selbst wird etwa $^1/_4$ cm³ eingespritzt. Die Injektion geschieht mit der feinen Nadel. Da sie endoneural ist, tritt die Wirkung sofort ein. Das anästhetische Gebiet betrifft in voller Intensität die **beiden Prämolaren und den Eckzahn** und wird im Gebiet der Schneidezähne nur durch die kontralateralen Nervenfasern beeinträchtigt. Besonders vorteilhaft ist diese Anästhesie, wenn sie doppelseitig ausgeführt wird, bei Operationen in der Kinngegend, weil sie das Gebiet von 5̄| bis |5̄ unempfindlich macht, natürlich mit Ausnahme der lingualen Schleimhaut.

Übersicht über die Leitungsanästhesien an den Nervenstämmen des Unterkiefers.

In einfacherer Weise als im Oberkiefer läßt sich im Unterkiefer für die Anästhesie bestimmter Gebiete ein Schema entwerfen. Die Frontzähne können durch Plexusanästhesie aus der Fossa mentalis betäubt werden, wozu noch die linguale, submuköse Injektion vorgenommen werden muß, wenn es sich um Eingriffe handelt, die über den Zahn selbst hinausgehen. Für alle anderen Zähne muß die Leitungsanästhesie des Nervus alveolaris inferior in Anwendung kommen. Sie kann für die Prämolaren durch die endoneurale Anästhesie im Canalis mentalis ersetzt werden. Zu beachten ist dabei die Kreuzung der Nervenfasern in der Mittellinie.

Handelt es sich um Eingriffe am Kiefer, so ist es wohl am bequemsten, gleichzeitig mit der Injektion an den Nervus alveolaris inferior die Betäubung des Lingualis vorzunehmen, der allerdings auch gesondert aufgesucht werden kann. Bei Eingriffen, die die Prämolaren und 1. und 2. Molaren mit dem dazugehörigen Kieferanteil betreffen, muß entweder durch lokale submuköse Injektion oder durch die Leitungsanästhesie der Nervus buccinatorius ausgeschaltet werden.

Aber auch im Unterkiefer gibt es Fälle, in welchen alle diese Methoden unanwendbar sind. Wenn auch für viele Fälle, in denen wegen Kieferklemme eine intraorale Leitungsanästhesie des Nervus alveolaris inferior undurchführbar ist, die percutane Methode zum Ziel führt, so ist doch auch diese oft kontraindiziert, wenn es sich um Drüsenschwellungen im Gebiet des Kieferwinkels handelt, also das Einstichgebiet infiziert ist. Dann ist wieder zwischen allgemeiner Narkose oder der Anästhesie des gesamten 3. Trigeminusastes an der Schädelbasis zu wählen.

5. Die Leitungsanästhesie des 3. Trigeminusastes am Foramen ovale.

Das Foramen ovale, die Austrittsstelle des 3. Trigeminusastes aus der Schädelhöhle in die Fossa infratemporalis, liegt in dem großen Keilbeinflügel knapp hinter dem Ursprung des Processus pterygoideus in der Sagittalebene der lateralen Lamelle dieses Fortsatzes (Abb. 31). Legt man durch das Foramen ovale eine Frontalebene, so schneidet diese den vorderen Abhang des Tuberculum articulare (Abb. 31). Schon diese Angaben genügen eigentlich, um die wichtigsten Bestimmungen zur Injektion an diesen Punkt festzulegen. Die

Methoden nun, die zur Injektion an das Foramen ovale angegeben wurden, lassen sich in zwei Typen unterteilen. Die eine Methode legt auch hier den größten Wert auf das Tasten der Orientierungspunkte in der Tiefe, in unserem Falle also vor allem des Processus pterygoideus, die andere Methode dagegen bestimmt die Einstichstelle an der Haut als die Sagittalprojektion[1]) des Foramen ovale und die Entfernung des Foramen von der Haut und verläßt sich auf die Genauigkeit dieser beiden Bestimmungen, so daß ein Einstich an die Stelle

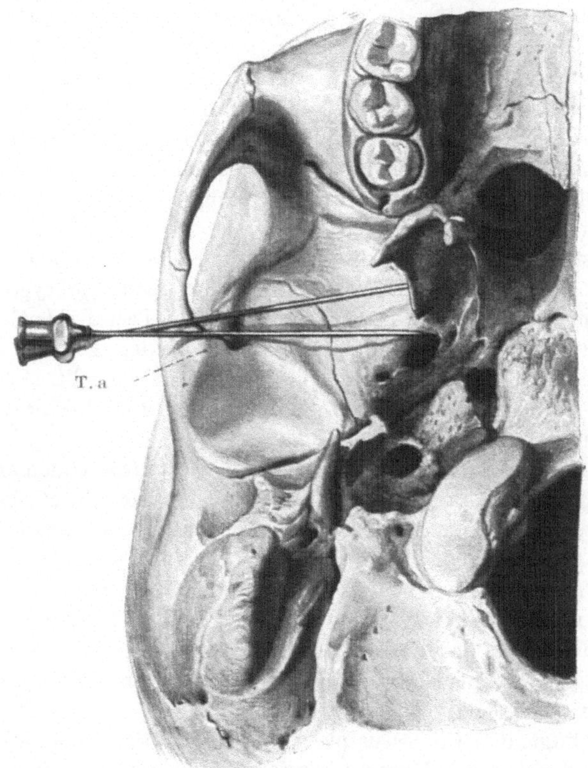

Abb. 31. Schädelbasis von unten gesehen. Die lange Injektionsnadel ist in zwei Stellungen abgebildet. Beim ersten Einstich ist sie vom vorderen Abhang des Tuberculum articulare gegen die Basis des Processus pterygoideus gerichtet und weicht dementsprechend von der frontalen Richtung nach vorne ab. Beim zweiten Einstich ist die Nadel rein frontal eingestellt und erreicht in derselben Tiefe wie beim ersten Vordringen hinter der Wurzel des Processus pterygoideus das Foramen ovale. Lateral vom Processus pterygoideus und Foramen ovale dehnt sich das Planum infratemporale aus, über das die Nadeln wegziehen.
T. a. Tuberculum articulare.

der Projektion des Foramen in der gefundenen Tiefe auf den Stamm des Nerven zu treffen hat. Weder die Sagittalprojektion des Foramen ovale auf die Haut, noch die Berechnung seiner Entfernung von diesem Punkte kann aber so

---

[1]) Unter Sagittalprojektion des Foramen ovale versteht man die Projektion des Foramen auf eine Sagittalebene; dadurch wird die Frontalebene des Foramen festgelegt. Umgekehrt würde eine Projektion auf eine Frontalebene — eine Frontalprojektion — die Sagittalebene des Foramen angeben.

genau sein, daß man dadurch so sichere Bestimmungen hätte, um das Tasten in der Tiefe entbehren zu können. Es erscheint auch hier viel besser, sich dessen bewußt zu sein, daß wir nur annähernde Werte bei unseren Berechnungen erhalten können und daß wir eine Sicherheit bei der Injektion nur durch das Tasten in der Tiefe erreichen können. Allerdings ist es gerade bei der Injektion an das Foramen ovale wünschenswert, ein annäherndes Maß für die Entfernung des Loches von der Haut zu haben. Wir stechen nämlich zuerst auf die laterale Lamelle des Processus pterygoideus ein. Verfehlen wir diesen Fortsatz und gleiten wir z. B. hinter ihm in die Tiefe, dann ist zunächst die Gefahr vorhanden, daß wir die knapp innen vom Foramen ovale vorbei verlaufende Tuba auditiva, noch tiefer evtl. die Schleimhaut des Pharynx durchstechen. Vor solchen Zufällen sind wir sicher, wenn wir annähernd die Entfernung des Foramen ovale von der Gesichtsoberfläche kennen. Stoßen wir dann in der bezeichneten Tiefe oder einige Millimeter tiefer, nicht auf knöchernen Widerstand, dann wissen wir, daß wir zu weit nach hinten gelangt sind und können dann leicht die Richtung der Nadel korrigieren.

Die sicherste Methode, um die Entfernung des Foramen ovale von der Haut zu berechnen, die der Entfernung des Processus pterygoideus von der Haut gleichkommt, hat Offerhaus angegeben. Die Distanz der hinteren Enden des oberen Alveolarfortsatzes entspricht nämlich der Distanz der Processus pterygoidei voneinander, weil diese fast senkrecht gestellt sind und mittels des Processus pyramidalis des Gaumenbeines mit dem hinteren Alveolarfortsatzende verbunden sind.

Mißt man nun die Distanz der Tubercula articularia voneinander, in deren Frontalebene ja das Foramen ovale gelegen ist, subtrahiret davon die Entfernung der Alveolarfortsatzenden und halbiert die gefundene Größe, dann hat man sehr annähernd die Entfernung des Foramen ovale bzw. der lateralen Lamelle des Processus pterygoideus von der Haut bestimmt. Ähnliche Größen erhält man auf einfachere Weise, wenn man nach Cieszýnskis Angabe die Intertuberkulardistanz durch drei dividiert. Diese Größe ist also von Wert deshalb, weil ihre Kenntnis es verhütet, daß wir am Processus pterygoideus beliebig weit vorbeigehen.

Wenn es gelingt, den Processus pterygoideus mit der Nadel an seiner Wurzel zu erreichen und sich dieser Ursprungslinie entlang soweit nach hinten zu tasten, bis man den Kontakt mit Knochen verliert, so ist man am Foramen ovale angelangt, das ja, wie beschrieben wurde, dem hinteren Ende der Wurzel des Processus pterygoideus hart angeschlossen ist.

Wählt man die Ebene des Tuberculum articulare — und zwar die seines Vorderrandes — zum Einstichpunkt, eine Stelle, die man durch das Tasten während des Öffnens des Mundes am leichtesten bestimmen kann, da dann das Kieferköpfchen auf das Tuberculum articulare vorgleitet, dann muß die Nadel ihren Weg durch jene Knochenlücke nehmen, die vom unteren Rand des Jochbogens und von der Incisura semilunaris des Unterkiefers (Incisura mandibulae) begrenzt wird. Von hier muß sie, um den Ursprung des Flügelfortsatzes an der Schädelbasis zu erreichen, ein wenig nach innen und oben und gleichzeitig nach vorne geführt werden. Dabei trifft die Nadel zunächst auf die horizontale Facies infratemporalis des Keilbeines, die lateral vom Ursprung des Processus pterygoideus die äußere Schädelbasis bildet. Ihr entlang gleitet die Nadel nun medialwärts, bis sie auf die laterale Lamelle des Processus pterygoideus, gerade an seiner Wurzel, auftrifft. Nun wird die Nadel ein wenig zurückgezogen und in etwas nach hinten gewendeter Richtung erneut vorgestoßen; wird dies zwei- oder dreimal wiederholt, bis die zuerst nach vorne abweichende Nadel rein frontal eingestellt ist, so verliert man plötzlich bei erneutem Vordringen die Knochenfühlung. Dann ist die Nadel in derselben Tiefe, in der sie früher den Knochen traf, mit ihrer Spitze mit dem Stamm des Ramus tertius trigemini in Kontakt.

Dieser Methode haftet aber die Schwierigkeit an, das Tasten in der Tiefe in der beschriebenen Weise auch wirklich korrekt durchzuführen. Man darf nicht vergessen, daß die tief eingestoßene Nadel bei Richtungsänderungen, vor allem in der durchstochenen Muskulatur bedeutenden Widerstand findet.

Zur Ausführung der Anästhesie empfiehlt sich deshalb eine abgekürzte Methode, die eine Art Umkehrung der alten BRAUNschen Methode ist. Man sticht knapp vor dem Tuberculum articulare ein und richtet die Nadel, wie auch bei der früher angegebenen Methode nach innen, leicht nach vorne und oben. An der Facies infratemporalis des Keilbeines entlang gleitend, trifft man auf den Processus pterygoideus an der Wurzel seiner lateralen Lamelle. Die Entfernung dieses Punktes von der Haut wird durch eine Korkmarke an der Nadel fixiert. Die Nadel wird nun bis in die Subcutis zurückgezogen und dann in rein frontaler Richtung nochmals in dieselbe Tiefe vorgestoßen, wobei sie aber wieder an der Facies infratemporalis entlanggleiten soll. Dann liegt die Nadelspitze unmittelbar am Foramen ovale. Gewöhnlich zeigen auch die in den Unterkiefer oder Zunge ausstrahlenden Parästhesien das Berühren des Nerven an (Abb. 31).

An dieser Stelle werden 2—3 cm³ der Lösung injiziert und nach wenigen, höchstens 10 Minuten — je nachdem man an oder in den Nerven injiziert hatte — tritt die Anästhesie des Gebietes ein, das vom 3. Trigeminusast innerviert wird. Das Gebiet umfaßt Unterkiefer, Zunge vor den Papillae vallatae, Unterlippe, Kinn, Wange und einen großen Teil der Schläfenhaut der betreffenden Seite.

Auf dem Weg der Nadel könnte an eine Verletzung der Arteria maxillaris interna und des sie begleitenden Plexus venosus gedacht werden. Wird aber die Nadel so geführt, daß sie in leicht nach oben gerichtetem Verlauf so bald als möglich das Planum infratemporale erreicht, um ihm entlang weiter zu gleiten, dann bleiben die genannten Gebilde unterhalb der Nadel in Sicherheit.

Auch diese Injektion erweist sich nicht nur als leicht durchführbar, wenn man sich mit den anatomischen Verhältnissen vertraut gemacht hat, sondern auch als völlig ungefährlich, wenn nur auch hier jene erste Bedingung für eine Injektion überhaupt erfüllt ist, nämlich steriles Arbeiten. Ihre Kenntnis aber, wie die der Injektion an den 2. Trigeminusast in der Fossa pterygopalatina, hebt die Indikation zur Allgemeinnarkose in der Zahnheilkunde mit seltensten Ausnahmen, nämlich schweren Gesichtsphlegmonen, völlig auf.

Literaturverzeichnis.

(Ausführliche Register bei FISCHER und bei BÜNTE und MORAL.)

1. BRAUN: Die Lokalanästhesie. Leipzig 1914.
2. BÜNTE und MORAL: Die Leitungsanästhesie im Ober- und Unterkiefer. Sammlung Meußer, Heft 5. 1915.
3. CIESZÝNSKI: Beiträge zur exakten Injektionstechnik in den Ramus mandibularis am Foramen ovale und zur Punktion des Ganglion Gasseri. Österr.-ungar. Vierteljahrsschr. f Zahnbeilk. 1915.
4. — Zur endoneuralen perkutanen Injektionstechnik des Nervus infraorbitalis. Österr.-ungar. Vierteljahrsschr. f. Zahnheilk. 1918.
5. EISLER: Die Muskulatur des Stammes. Bardelebens Handbuch der Anatomie 1912.
6. FISCHER: Die lokale Anästhesie in der Zahnheilkunde. III. Aufl. Berlin 1914.
7. HÄRTEL: Die Leitungsanästhesie und Injektionsbehandlung des Ganglion Gasseri und der Trigeminusäste. Arch. f. klin. Chirurg. 100.
8. HOFER, OTTO: Die Punktion des zweiten Trigeminusstammes vom Gaumen aus. Zeitschr. f. Stomatol. 1922.
9. — Die Leitungsanästhesie des Nervus nasopalatinus Scarpae bei stomatologischen Eingriffen. Zeitschr. f. Stomatol. 1922.
10. KANTOROWICZ: Die extraorale Leitungsanästhesie. I. Mitteilung. Dtsch. Monatsschr. f. Zahnheilk. 1915.
11. KNEUCKER: Percutane Leitungsanästhesie des Nervus infraorbitalis. Österr. Vierteljahrsschr. f. Zahnheilk. 1916.
12. — Weitere Bemerkungen zur Verwendung der $4^0/_0$ Novocain-Suprareninlösung in der Zahnchirurgie. Österr. Zeitschr. f. Stomatol. 1919.
13. KLEIN und SICHER: Die percutane Leitungsanästhesie des Nervus alveolaris inferior. Österr.-ungar. Vierteljahrsschr. f. Zahnheilk. 1915.
14. RATTEL: Leitungsanästhesie des N. maxillaris. Dtsch. Monatsschr. f. Zahnheilk. 1916.
15. SCHARLAU: Über Nervenzonen am Kieferapparat. Ergebn. d. ges. Zahnheilk. 1914.
16. SEIDEL: Die Mandibularanästhesie. Dtsch. Zahnheilk. in Vorträgen 1913.
17. SICHER: Zur Topographie des Foramen ovale. Österr. Zeitschr. f. Stomatol. 1915.
18. — Zur Anatomie des menschlichen Unterkiefers. Zeitschr. f. angew. Anat. 1919.
19. — Die Leitungsanästhesie des N. buccinatorius. Österr. Zeitschr. f. Stomatol. 1919.
20. — Die intraorale Leitungsanästhesie im Canalis infraorbitalis. Wien. Vierteljahrsschr. f. Zahnheilk. 1919.
21. — Die anatomischen Grundlagen der intraoralen Leitungsanästhesie am Nervus alveolaris inferior. Österr. Zeitschr. f. Stomatol. 1919.
22. — Anatomie und Technik der Injektion in den Stamm des II. und III. Trigeminusastes. Österr. Zeitschr. f. Stomatol. 1919.
23. — Die Verwendung der $4^0/_0$igen Novocain-Suprareninlösung in der Zahnheilkunde. Österr. Zeitschr. f. Stomatol. 1919.
24. SPEE: Die Knochen des Schädels. Bardelebens Handb. d. Anat. 1896.

Druck der Universitätsdruckerei H. Stürtz A.G., Würzburg.

Diagnostik und Therapie der Pulpakrankheiten. Ein Hand- und Lehrbuch für Zahnärzte und Studierende. Von **M. Lipschitz**, Prakt. Zahnarzt in Berlin. Mit 139 teils farbigen Abbildungen. (300 S.) 1920.   12 Goldmark

Praktikum der sozialen Zahnheilkunde. Bearbeitet von Dr. K. Bejach, Nowawes-Potsdam, Dr. A. Cohn, Berlin, Dr. A. Drucker, Berlin-Charlottenburg, Prof. Dr. A. Kantorowicz, Bonn a. Rh, Prof. Dr. H. Moral, Rostock, Dr. P. Oppler, Berlin-Charlottenburg, Dr. H. Richter, Dresden, Professor Dr. P. Ritter, Berlin, Professor Dr. F. Williger, Berlin. Mit einem Geleitwort von Professor Dr. A. Grotjahn, Berlin. Herausgegeben von Dr. **Alexander Drucker**, Referent im Preußischen Ministerium für Volkswohlfahrt. Mit 2 Textabbildungen und zahlreichen Tabellen. (256 S.) 1921.   Gebunden 7.50 Goldmark

Arzneimittellehre. Für Studierende der Zahnheilkunde und Zahnärzte. Von Prof. Dr. med. **Johannes Biberfeld**. Dritte, verbesserte Auflage. (174 S.) 1921.
5 Goldmark

Histologische Technik für Zahnärzte. Von Dr. med. **Willi Lange**. Mit einem Vorwort von Professor Dr. Schröder, Leiter der Technischen Abteilung des Zahnärztlichen Instituts der Universität Berlin. (95 S.) 1913.   2.80 Goldmark

Einführung in die Chemie. Ein Lehrbuch für Zahnärzte und Studierende der Zahnheilkunde. Von Dr. **Otto Sackur**, Privatdozent für Chemie an der Universität Breslau. Unter Mitwirkung von Dr. med. Erich Feiler, Arzt und Zahnarzt in Breslau. Mit 22 Textfiguren. (127 S.) 1911.   3 Goldmark

Prüfungsordnungen für Ärzte und Zahnärzte nebst dem amtlichen Verzeichnis der zur Annahme von Medizinalpraktikanten ermächtigten Krankenanstalten des Deutschen Reiches. Auf Grund amtlichen Materials bearbeitet und erläutert von **Kurt Opitz**, Amtsrat im Ministerium für Volkswohlfahrt, Medizinalabteilung. Mit einem Geleitwort von Professor Dr. med. E. Dietrich, Wirklicher Geheimer Obermedizinalrat, Ministerialdirektor der Medizinalabteilung des Ministeriums für Volkswohlfahrt. Zweite, berichtigte und erweiterte Auflage. (195 S.) 1924.
4.80 Goldmark

Ärztliche Behelfstechnik. Bearbeitet von C. Franz-Berlin, Th. Fürst-München, R. Hesse- Graz, K. Holtei- Gratwein, H. Hübner-Elberfeld, O. Mayer-Wien, B. Mayrhofer-Innsbruck, G. v. Saar †-Innsbruck, H. Spitzy-Wien, M. Stolz †-Graz, R. von den Velden-Berlin. Herausgegeben von Professor Dr. G. Freiherr von Saar †, Innsbruck. Zweite Auflage, bearbeitet von Professor Dr. Carl Franz, Generalarzt, Berlin. Mit 372 Textabbildungen. (627 S.) 1923.
Gebunden 22 Goldmark

Grundriß der gesamten Chirurgie. Ein Taschenbuch für Studierende und Ärzte. (Allgemeine Chirurgie. — Spezielle Chirurgie. — Frakturen und Luxationen. — Operationskurs. — Verbandlehre.) Von Professor Dr. **Erich Sonntag**, Vorstand des Chirurgisch-Poliklinischen Instituts der Universität Leipzig. Zweite, vermehrte und verbesserte Auflage. (957 S.) 1923.   Gebunden 14 Goldmark

Anatomie des Menschen. Ein Lehrbuch für Studierende und Ärzte. In drei
Bänden. Von **Hermann Braus,** o.ö. Professor an der Universität, Direktor der Anatomie Würzburg.

Erster Band: **Bewegungsapparat.** Mit 400 zum großen Teil farbigen Abbildungen.
(846 S.) 1921. Gebunden 16 Goldmark

Zweiter Band: **Eingeweide.** (Einschließlich periphere Leitungsbahnen. I. Teil.)
Mit 329 zum großen Teil farbigen Abbildungen. (704 S.) 1924.
Gebunden 18 Goldmark

Dritter (Schluß-) Band: **Periphere Leitungsbahnen.** (II. Spezieller Teil.) Zentral-
und Sinnesorgane. Generalregister. Erscheint 1925

**Chirurgische Anatomie und Operationstechnik des Zentral-
nervensystems.** Von Dr. **J. Tandler,** o. ö. Professor der Anatomie an der
Universität Wien, und Dr. **E. Ranzi,** a.o. Professor der Chirurgie an der Universität
Wien. Mit 94 zum großen Teil farbigen Figuren. (165 S.) 1920.
Gebunden 12 Goldmark

Grundriß der Wundversorgung und Wundbehandlung
sowie der Behandlung geschlossener Infektionsherde. Von Privatdozent Dr. **W. von
Gaza,** Assistent an der Chirurgischen Universitätsklinik Göttingen. Mit 32 Abbildungen.
(290 S.) 1921. 10 Goldmark; gebunden 13 Goldmark

Der chirurgische Operationssaal. Ratgeber für die Vorbereitung chir-
urgischer Operationen und das Instrumentieren für Schwestern, Ärzte und Studierende.
Von **Franziska Berthold,** Viktoriaschwester, Operationsschwester an der Chirurgischen
Universitätsklinik Berlin. Mit einem Geleitwort von Geh. Medizinalrat Professor
Dr. **August Bier.** Zweite, verbesserte Auflage. Mit 314 Textabbildungen. (190 S.)
1922. 4.20 Goldmark

Elektrotherapie. Ein Lehrbuch von Dr. **Josef Kowarschik,** Primararzt und Vorstand des Instituts für Physikalische Therapie im Kaiser-Jubiläums-Spital der Stadt
Wien. Zweite, verbesserte Auflage. Mit 274 Abbildungen und 5 Tafeln. (322 S.)
1923. 12 Goldmark; gebunden 13.50 Goldmark

Die Diathermie. Von Dr. **Josef Kowarschik,** Primararzt und Vorstand des
Instituts für Physikalische Therapie im Kaiser-Jubiläums-Spital der Stadt Wien.
Vierte, vollständig umgearbeitete Auflage. Mit 108 Abbildungen. (239 S.) 1924.
Gebunden 12 Goldmark

Röntgentherapeutisches Hilfsbuch für die Spezialisten der übrigen
Fächer und die praktischen Ärzte. Von Dr. **Robert Lenk,** Assistent am Zentral-
röntgenlaboratorium des Allgemeinen Krankenhauses in Wien. Mit einem Vorwort
von Professor Dr. Guido Holzknecht. Zweite, verbesserte Auflage. (80 S.) 1922.
2 Goldmark

Deutsche Monatsschrift für Zahnheilkunde. Organ des Zentral-
Vereins Deutscher Zahnärzte. (Als Vierteljahrsschrift gegründet 1861.) Schriftleitung:
Hofrat Dr. **Jul. Parreidt,** Zahnarzt, Leipzig, Poststraße 5. Erscheint monatlich zwei-
mal. Vierteljährlicher Bezugspreis, zuzüglich Porto: 5.40 Goldmark

Einführung in die zahnärztliche Röntgenologie von Dr. **Rudolf Leix** in München. Mit 50 Abbildungen und 10 Lichtdrucktafeln. 1923.

Steif kartoniert 5.— Mark

Die Praxis der Zahnextraktion einschl. der örtlichen Schmerzbetäubung. Kurzgefaßtes Lehrbuch für Zahnärzte, Ärzte und Studierende von o. ö. Professor Dr. **B. Mayrhofer**, Vorstand des zahnärztlichen Universitätsinstituts in Innsbruck. Mit 62 Abbildungen im Text. Zweite und dritte umgearbeitete und vermehrte Auflage. 1922.

Gebunden 3.— Mark

Die zahnärztliche Vorprüfung. Repetitorium für Studierende von Prof. Dr. **Georg Blessing** in Heidelberg. Zweite und dritte Auflage. 1920. 5.— Mark

Lehrbuch der Zahnheilkunde. Von Prof. Dr. **Port**, Direktor des zahnärztlichen Institutes an der Universität Heidelberg und Prof. Dr. **Euler**, Vorstand des zahnärztlichen Instituts an der Universität Erlangen. Zweite und dritte Auflage. Herausgegeben von Prof. Dr. **Euler**. Mit 620 teils farbigen Abbildungen. 1920.

Gebunden 21.— Mark

Lehrbuch der Lokalanästhesie für Studierende und Ärzte von Dr. **Georg Hirschel** in Heidelberg (St. Josephshaus). Dritte, veränderte und ergänzte Auflage. Mit 112 Abbildungen im Text. 1923. Steif kartoniert 6.— Mark

Die westdeutsche Kieferklinik in Düsseldorf und ihre Wirksamkeit. Ein Bericht erstattet von dem Leiter der Anstalt Prof. Dr. **Chr. Bruhn**. Mit 42 Abbildungen. 1922. 2.— Mark

Die Anästhesie in der Zahnheilkunde von Dr. **D. Wein**. Mit 42 Abbildungen. 1914. 3.20 Mark

Diagnose und Therapie der dentalen Kieferhöhlenempyeme. Von Prof. Dr. **Reinmöller** in Rostock. 1911. 1.30 Mark

Die gegenwärtigen Behandlungswege der Kieferschußverletzungen. Ergebnisse aus dem Düsseldorfer Lazarett für Kieferverletzte. Unter ständiger Mitwirkung von Fachgenossen, herausgegeben von Prof. **Chr. Bruhn**, Dozent der Zahnheilkunde und a. o. Mitglied der Düsseldorfer Akademie für praktische Medizin, zurzeit Chefzahnarzt des Düsseldorfer Lazaretts für Kieferverletzte. Zuletzt erschien Heft 9/10 (mit 184 Abbildungen). 1917. 13.— Mark

Handbuch der Zahnheilkunde. Unter Mitwirkung von Fachgenossen herausgegeben von Prof. Dr. **C. Partsch** in Breslau, Prof. Dr. **Chr. Bruhn** in Düsseldorf, Prof. Dr. **A. Kantorowicz** in Bonn a. Rh.

Erster Band: **Die chirurgischen Erkrankungen der Mundhöhle, der Zähne und Kiefer.** Herausgegeben von Prof. Dr. **C. Partsch.** Mit 538 Abbildungen im Text und 4 Tafeln. Zweite umgearbeitete Auflage. 1924.
42.— Mark; gebunden 43.80 Mark

Zweiter Band: **Die konservierende Zahnheilkunde.** Herausgegeben von Prof. Dr. **A. Kantorowicz.** Mit 382 Abbildungen im Text. Erste und zweite Auflage. 1924.
42.— Mark; geb. 45.— Mark

Dritter Band: **Zahnärztliche Prothetik.** Herausgegeben von Prof. Dr. **Chr. Bruhn.**
Erscheint im März 1925

Vierter Band: **Zahnärztliche Orthopädie.** Herausgegeben von Prof. Dr. **Chr. Bruhn.**
Erscheint Ende 1925

Chirurgie der Mundhöhle. Leitfaden für Mediziner und Studierende der Zahnheilkunde. Von Primärarzt Dr. **H. Kaposi** in Breslau und Prof. Dr. **G. Port** in Heidelberg. Mit 118 Abbildungen im Text und auf 1 Tafel. Zweite umgearbeitete Auflage. 1912.
6.— Mark

Aus der chirurgischen Praxis. Ratschläge und Winke für angehende Chirurgen. Von Dr. med. **John Blumberg** in Dorpat. 1924.
2.— Mark

Grundriß der chirurgisch-topographischen Anatomie. Mit Einschluß der Untersuchungen am Lebenden. Von Geh. Med.-Rat Prof. Dr. **O. Hildebrand** in Berlin. Mit 194 teils mehrfarbigen Abbildungen im Text. Vierte verbesserte und vermehrte Auflage. 1924.
Gebunden 13.50 Mark

Grundriß der allgemeinen Chirurgie. Von Priv.-Doz. **E. Melchior** in Breslau. Mit einer Einführung von Geh.-Rat Prof. Dr. **H. Küttner.** 1921.
Gebunden 4.50 Mark.

Allgemeine Chirurgie vorgetragen in Frage und Antwort, nebst einigen Kapiteln über Frakturen, Luxationen und Hernien. Von Prof. Dr. **J. Fessler** in München und Reg. Med.-Rat Dr. **J. Mayer** in Ingolstadt. 1924.
6.— Mark

Die Krankheiten der Mundhöhle und der oberen Luftwege bei Dermatosen, mit Berücksichtigung der Differentialdiagnose gegenüber der Syphilis. Von Dr. **G. Trautmann** in München. Mit 41 Tabellen und 12 Abbildungen. Zweite umgearbeitete und erweiterte Auflage. 1911.
18.— Mark